25ᵉ CONGRÈS FRANÇAIS DE CHIRURGIE

DU 7 AU 12 OCTOBRE 1912

A PARIS

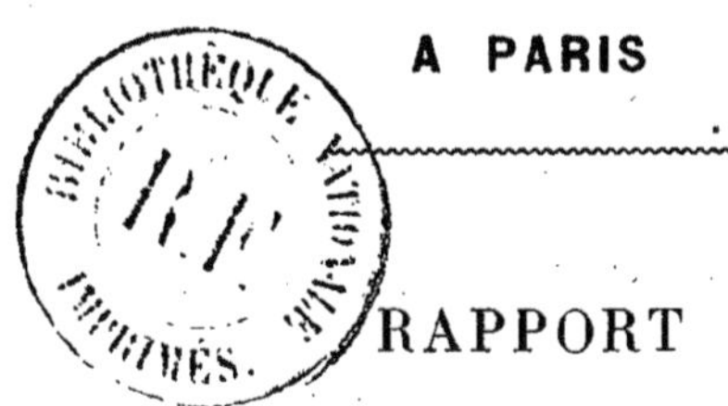

RAPPORT

SUR LA QUESTION MISE A L'ORDRE DU JOUR

DE LA COXA VARA

PAR

M. FRŒLICH, de Nancy,

Professeur agrégé à la Faculté de médecine,
Chargé du Cours clinique de Chirurgie orthopédique et infantile.

PARIS (VIIᵉ)

SECRÉTARIAT DE L'ASSOCIATION

68, RUE DE BELLECHASSE, 68

1912

DE LA COXA VARA

Rapport de M. FRŒLICH, de Nancy,

Professeur agrégé à la Faculté de médecine,
Chargé du Cours clinique de Chirurgie orthopédique et infantile.

On appelle coxa vara[1] une affection de la hanche caractérisée par une lésion du cartilage épiphysaire en voie de croissance occasionnant un glissement de la tête fémorale vers en bas et des symptômes cliniques très particuliers.

On la désigne d'ordinaire sous le nom de *coxa vara essentielle* ou coxa vara des adolescents, pour la distinguer d'autres déformations du col fémoral, lui ressemblant quelque peu, qui se rencontrent dans un certain nombre de lésions osseuses mais que l'on ne doit pas confondre avec elle.

On décrit ces dernières sous le nom de *coxa vara symptomatiques*.

Dans la coxa vara essentielle, la déformation du col fémoral se produit à l'insertion de la tête sur le col; *c'est une coxa vara cervicale*.

Dans les coxa vara symptomatiques, cette déformation est rapprochée du point d'implantation du col sur les trochanters. Ce sont des *coxa vara trochantériennes*.

Nous décrirons tout d'abord la coxa vara essentielle ou coxa vara des adolescents, ce sera la partie la plus étendue de notre travail. Puis nous passerons en revue les diverses coxa vara symptomatiques.

Historique.

Il est indispensable, avant d'aborder cette étude, de tracer un historique rapide de l'affection qui nous occupe; son entrée dans le cadre nosologique est récente, elle date de 1888.

---

1. Il existe une lésion de la hanche appelée *coxa valga* qui est l'inverse de la coxa vara. Le col est redressé ou bien la tête fémorale a glissé vers en haut de sorte que col et diaphyse semblent être dans le prolongement l'un de l'autre. Cette lésion est beaucoup plus rare que la coxa vara, elle a surtout été étudiée en France par Mauclaire, en Allemagne par Stieda. Nous n'avons pas à nous en occuper, malgré des analogies de pathogénie, et d'évolution que quelques auteurs y ont découvertes.

En 1888, Muller de Stuttgart réséqua chez un adolescent une tête de fémur croyant faire l'ablation d'une lésion tuberculeuse.

Les os paraissaient sains, mais la tête fémorale faisait avec le col un angle droit.

Son attention étant attirée sur cette affection particulière ressemblant quelque peu à une coxalgie, Muller ne tarda pas à en découvrir deux autres observations, et à décrire la physionomie de cette nouvelle affection qu'il désigna sous le nom de *coxa vara.*

On sait que le terme *varus* est employé pour désigner les difformités des membres inférieurs dans lesquelles l'extrémité terminale ou distale se met en adduction ou regarde vers la ligne médiane du corps.

Depuis lors des discussions de priorité se sont élevées, et l'on a fait remarquer que des cas isolés de coxa vara, avaient déjà été signalés par Fiorani en 1882, par Monks en 1886, par Richardson (1857) et d'autres encore; mais il n'en reste pas moins avéré que le mérite d'avoir fait connaître cette affection revient à Muller.

Immédiatement après la découverte de Muller, les observations devinrent nombreuses. Mais ce n'est qu'en 1894 que deux importantes publications, dues l'une à Kocher de Berne et l'autre à Hofmeister alors assistant de la clinique de von Bruns, vinrent déterminer les symptômes cliniques et l'anatomie pathologique de l'affection, avec une rigueur et une exactitude, telles que les nombreux et importants travaux récents n'ont fait que les confirmer.

L'existence de la coxa vara comme entité morbide spéciale a été attaquée de divers côtés, et dans des travaux très importants.

Kirmisson [1] et son élève Charpentier, puis Alsberg, assistant de Hoffa, montrèrent que, sous le nom de coxa vara, on décrivait une série de lésions rachitiques inflammatoires et congénitales.

Bruns, en 1898 et en 1899, publia également des faits de coxa vara rachitiques et de Quervain consacra à la coxa vara une étude générale dans la *Semaine médicale.* Puis vinrent des observations de coxa vara congénitale publiées par Zehnder, par Kredel, par Mouchet et H. Audion.

D'autres faits de coxa vara rachitique sont dus à Fabrikante (de Charkof).

De plus Maydl rapporte des cas d'arthrite sèche qui ressem-

---

1. Nous avons placé à la suite de notre rapport un index bibliographique dans lequel figurent, classés par ordre alphabétique, tous les auteurs avec les travaux que nous citons. Il sera donc facile de les retrouver.

blent à s'y méprendre à la coxa vara. Charpentier, dans ses recherches faites avec Kirmisson au Musée Dupuytren, fait les mêmes remarques. Estor, de Montpellier, fait faire sur la coxa vara dans l'arthrite sèche la thèse de Miolis (1902), mais l'observation base de ce travail concerne un cas d'arthrite aiguë du nourrisson avec coxa vara consécutive.

Joachimsthal montre des coxa vara consécutives à des fractures du col du fémur. Sprengel (1898) prouve qu'un décollement épiphysaire amène la même déformation du col. Il en est de même de Coville. A cette démonstration concourt aussi la thèse de Quesnot (Paris, 1903), avec des observations de Kirmisson, de Mouchet. Jaboulay et Picqué décrivent la lésion sous le nom de hanche bote et voient dans la rotation externe, une conséquence de la torsion de la diaphyse.

Yvernault, en 1903, dans sa thèse rapporte des observations de Nové-Josserand, et Schwartz présente un cas de coxa vara traumatique à la Société de Chirurgie (1903).

Tous ces travaux amenèrent une certaine confusion dans les descriptions de la coxa vara.

Il fut à un moment donné assez difficile de se reconnaître au milieu de ces observations disparates ; et, la notion si bien établie par Muller, Kocher et Hofmeister, s'embrouilla de plus en plus. La coxa vara essentielle faillit même disparaître comme entité morbide distincte au milieu de ces documents trop nombreux et mal interprétés.

Déjà en 1902 nous écrivions dans la *Revue d'orthopédie* : « En comparant nos radiographies personnelles et celles des autres auteurs, des cas de coxa vara essentielle et de coxa vara symptomatique, nous avons constaté que dans la coxa vara symptomatique, la difformité résultait d'une modification qui se faisait au niveau de l'insertion du col, sur la région trochantérienne, la portion du col avoisinant la tête fémorale restant absolument indemne.

« Nous proposons d'appeler cette forme d'incurvation : la *forme trochantérienne* ; elle serait la caractéristique ou au moins l'aspect habituel de la coxa vara symptomatique, et plus spécialement des formes inflammatoire, tuberculeuse et ostéomyélitique.

« Au contraire, dans le coxa vara essentielle de croissance, le travail de ramollissement osseux qui prédispose à l'incurvation du col se ferait près de l'insertion du col sur la tête du fémur. Nous l'appellerons la forme *cervicale de la coxa vara*.

« La coxa vara essentielle serait donc presque toujours cervicale et non trochantérienne comme les incurvations symptomatiques. »

La question de la coxa vara fut traitée en 1903 au deuxième Congrès allemand d'Orthopédie. Je repris cette distinction entre la coxa vara cervicale caractéristique de la coxa vara essentielle et la coxa vara trochantérienne, forme habituelle des coxa vara symptomatiques.

Ces dénominations furent adoptées et contribuèrent à amener quelque clarté dans l'étude de ces incurvations du col, ainsi qu'en témoignent les travaux de Hofmeister et ceux de Drehmann qui confirmèrent l'exactitude de nos distinctions.

A ce même congrès, Schanz fit allusion à cette période de la coxa vara essentielle pendant laquelle aucune déformation du col n'existe encore, à la possibilité de la diagnostiquer dès ce moment, et de la guérir par un traitement prophylactique; il attribuait d'ailleurs la lésion à des causes statiques.

Codivilla y étudia le traitement par l'ostéotomie courbe du col au niveau des trochanters, aidée par l'extension continue au moyen d'un clou passé au travers le calcanéum. Ce fut l'origine de la Nagelextension qui depuis alluma bien des controverses.

Borchard, de Posen, attribua la coxa vara à de petits trauma qui dissocient le cartilage épiphysaire, le rendent fragile et facilítent son glissement.

Hoffa attira l'attention sur une maladie congénitale de la région épiphysaire qui pourrait bien être la cause de la coxa vara.

Delai, dans une revue générale, reprend les observations de Kocher et y ajoute quelques cas de la clinique de Roux, de Lausanne.

Mauclaire consacra un excellent chapitre à la coxa vara dans le *Traité de Chirurgie* de Delbet et Ledentu, il fait de la coxa vara essentielle, une lésion rachitique. Broca, dans la thèse de Poiffant (Paris, 1906), publie quelques observations personnelles.

Dans les travaux plus récents l'étude de la coxa vara comporta surtout l'étude la coxa vara essentielle, et accessoirement et par analogie les coxa vara symptomatiques, congénitales, rachitiques, inflammatoires, traumatiques, qui ne sont que des épiphénomènes dans l'évolution d'une lésion osseuse bien plus importante.

Cette manière de voir fut confirmée par les travaux de Helbing, 1906, de Hofmeister, 1909, de Grashey, 1907, de Hagen, 1909, de Savariaud dans la thèse de Sarrazin (Paris, 1910); de von Bruns en 1910, de Drehmann, et de Frangenheim, 1911, enfin de Gangolphe, 1912.

Ces travaux fixèrent sur des bases anatomiques et cliniques

indiscutables nos notions actuelles sur la coxa vara essentielle
affection à évolution bien déterminée, survenant chez des sujets
d'un âge toujours le même, et se manifestant par une sympto-
matologie bien établie.

Ces travaux servirent également à montrer ce qu'avaient
d'erroné ou au moins d'exagéré les affirmations de Sprengel,
de Kempf, de Fittig, de Lorenz, qui considéraient comme
synonymes, coxa vara des adolescents et décollement épiphysaire.

Dans notre travail nous aurons pour but d'étudier avec les
développements qu'elle comporte, la *coxa vara essentielle* encore
appelée coxa vara statique ou coxa vara des adolescents.

Nous passerons ensuite en revue les nombreuses variétés de
coxa vara symptomatiques en consacrant à chacune l'espace
que nous semblera comporter son importance.

Nous verrons successivement :

1. La coxa vara congénitale.

2. La coxa vara rachitique.

3. La coxa vara ostéomalacique.

4. Les coxa vara inflammatoires. — *a*, tuberculeuses; *b*, ostéomyélitiques; *c*, par ostéite fibreuse; *d*, par arthrite déformante.

5. La coxa vara en rapport avec l'insuffisance des glandes
à sécrétions internes.

6. Les coxa vara en rapport avec les affections du système
nerveux, et avec l'ostéomalacie sénile.

7. La coxa vara traumatique.

8. La coxa vara en rapport avec la réduction des luxations
congénitales.

COXA VARA ESSENTIELLE OU COXA VARA DES ADOLESCENTS.

C'est à la coxa vara essentielle que convient la définition que
nous donnions au début de cette étude. La coxa vara des adolescents est une affection de la hanche caractérisée par une
lésion du cartilage épiphysaire occasionnant un glissement de
la tête fémorale vers en bas et en arrière et donnant des
symptômes cliniques très particuliers (fig. 1, 1 *bis*, 2, 3 et 12 *bis*).

Elle survient au même âge que d'autres affections des adolescents telle que : la scoliose, le genu valgum, la tarsalgie. Elle
garde avec cette dernière les plus grandes ressemblances. Nous
y insistions déjà en 1902 et les recherches nouvelles n'ont pas
renié cette parenté.

ÉTIOLOGIE. — La coxa vara essentielle survient entre la 12e et
la 18e année, c'est-à-dire au moment de la puberté.

Elle atteint le sexe masculin avec une certaine préférence.

Sur 45 cas rassemblés par Hofmeister, il y avait 36 garçons et 9 filles.

La fréquence de l'affection n'est pas très grande. Tandis que les coxa vara symptomatiques sont très fréquentes.

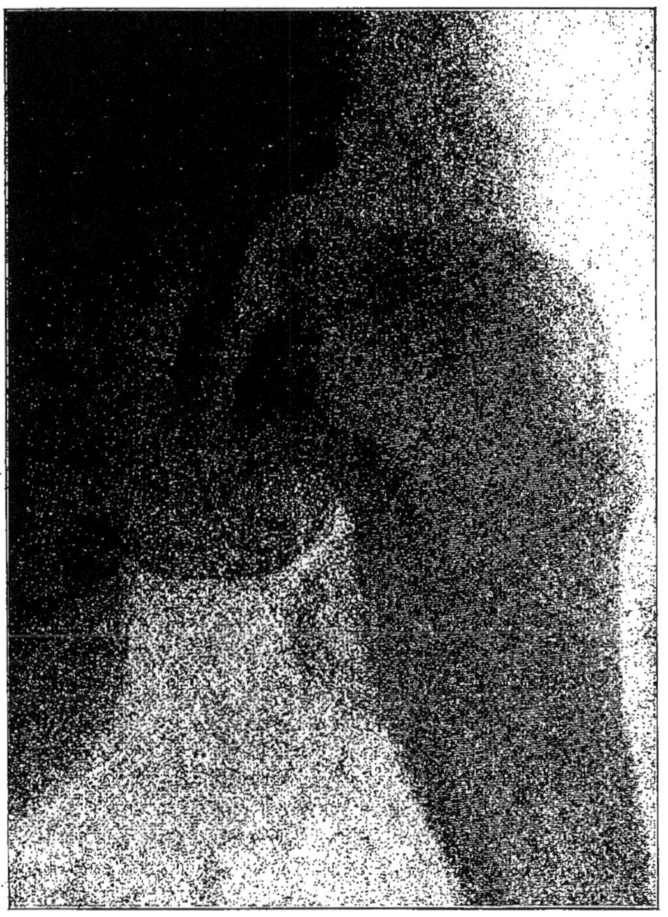

Fig. 1. — Coxa vara essentielle (radiographie). — Abaissement de la calotte fémorale, enroulement du bord inférieur de la tête et du col.

Depuis 1898 nous n'avons eu l'occasion que d'en observer 5 cas sur 9 800 malades. pendant que nous notions 20 coxa vara rachitiques, 9 tuberculeuses, 2 ostéomyélitiques, 8 traumatiques, 1 par arthrite sèche et 2 congénitales, c'est-à-dire 42 coxa vara symptomatiques contre 5 coxa vara essentielles. Il est vrai que dans notre service n'entrent que des enfants au-dessous de quatorze ans.

Dans la clinique de von Bruns sur 21 000 malades entrés en cinq ans on trouva 45 cas de coxa vara essentielle.

L'affection peut être unilatérale ou bilatérale, les premières deux fois plus nombreuses que les secondes.

On la rencontre plus volontiers dans certaines professions et plus particulièrement chez les jeunes gens travaillant la terre.

Nos 5 malades appartenaient à cette catégorie.

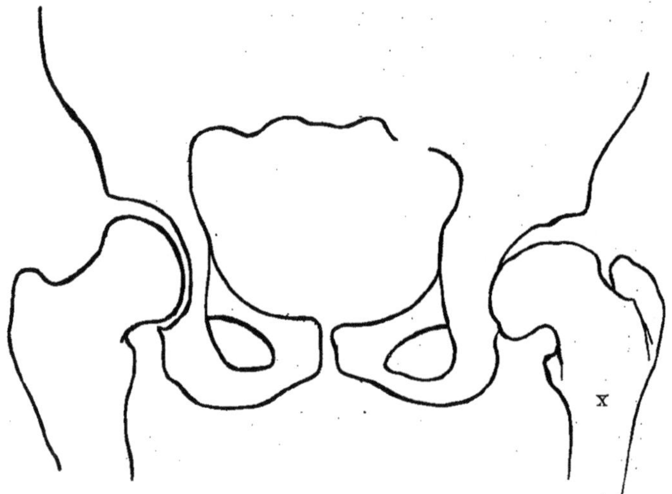

Fig. 1 *bis*. — Coxa vara essentielle (X) (d'après radiographie Frœlich).

La même remarque a été faite par tous les autres auteurs.

Aussi Manz avait-il proposé de donner à la maladie le nom de *jambe de paysan* (Bauernbein), par analogie au nom de *jambe de boulanger* (Bæckerbein) donné au genu valgum.

Dès 1894 Kocher croyait la maladie particulière aux laitiers-fromagers des montagnes suisses (Käserbein).

Symptômes cliniques. — L'affection débute d'ordinaire insidieusement, par des douleurs siégeant à la hanche ou aux genoux.

Ces *douleurs* sont très variables d'intensité, mais généralement elles sont peu considérables. La marche les augmente, le repos les fait disparaître.

Des *périodes aiguës* surviennent de temps à autre : soit spontanément, soit à l'occasion d'une marche (Gangolphe), soit à l'occasion d'une chute peu intense (Frangenheim), ou bien à la suite d'un mouvement un peu brusque d'abduction (grand écart) ou de rotation.

Les douleurs, assez modérées jusque-là pour permettre les travaux habituels de la profession, s'exacerbent et rendent le sujet impotent pour quelques heures, quelques jours, ou quelques semaines.

Quelquefois ce léger trauma surajouté ne produit pas immédiatement un épisode aigu, l'aggravation ne surviendra que plus tard.

Pendant la période aiguë tous les mouvements de la hanche peuvent être temporairement entravés. Dès que l'accalmie survient les troubles habituels de la motilité seuls persistent.

Ces épisodes aigus quoique assez fréquents peuvent faire complètement défaut dans plus de la moitié des cas, ils sont d'ordinaire fugaces.

On les a comparées aux périodes de contracture de la tarsalgie.

Les *troubles de la motilité* accusés par le malade sont : une certaine lourdeur dans la marche, une fatigue survenant rapidement, une limitation de certains mouvements de la hanche, et une boiterie progressive.

Si l'on examine ces *malades debout* et nus on est de suite frappé de leur aspect particulier, qui permet à un œil exercé de soupçonner l'affection dont ils sont atteints.

Il s'agit en général d'un adolescent à structure osseuse grossière et massive (fig. 2), de taille plutôt élevée. Les saillies osseuses épaisses forment contraste avec la gracilité du système musculaire.

La jambe malade est en adduction et en rotation externe croisant quelque peu la jambe du côté opposé, le pied est tourné en dehors et la jambe à partir du genou, souvent en abduction compensatrice, ce qui donne l'apparence d'un léger genu valgum.

Fréquemment, comme dans le pied plat des adolescents, on remarque la coloration livide des jambes et des pieds et la sudation abondante de ces derniers.

En examinant la région de la hanche, on voit que le grand trochanter est plus saillant et plus élevé que du côté sain. Cette saillie est due à l'abaissement du col fémoral, mais aussi, en partie, à l'amaigrissement de la fesse, marquée par une dépression notable entre le grand trochanter et le sacrum.

Le bassin est incliné du côté sain. L'épine iliaque antéro-supérieure est plus élevée du côté malade.

La diminution de la circonférence du membre du côté malade
varie de 1 à 4 centimètres.

Comme dans la luxation congénitale on trouve dans la coxa

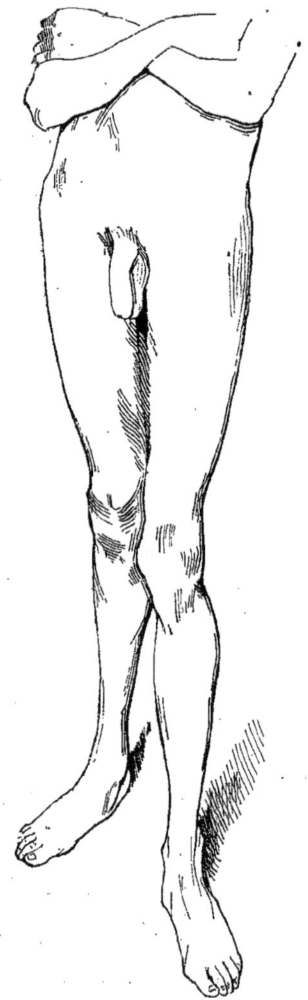

Fig. 2. — Coxa vara essentielle droite, 16 ans.

vara le *symptôme de Trendelenburg* ou signe *de l'insuffisance des
fessiers*.

Lorsque le sujet est debout, et se tient sur la jambe malade
la jambe saine relevée en fléchissant le genou, on voit le pli

fessier descendre du côté sain et tout le bassin s'abaisser de ce même côté. Ce symptôme est dû à l'impossibilité pour les fessiers, moyen et petit, du côté malade de se contracter et de maintenir le bassin relevé de leur côté, par suite du rapprochement de leurs insertions, le trochanter étant remonté à la rencontre de la fosse iliaque.

Quand *le sujet marche* il boite, d'une façon plus ou moins intense suivant le degré de la lésion, mais toujours en plongeant du côté malade, comme dans la luxation congénitale.

Quand la lésion est double, le sujet a la marche caractéristique, en canard. Alternativement il se penche du côté où il

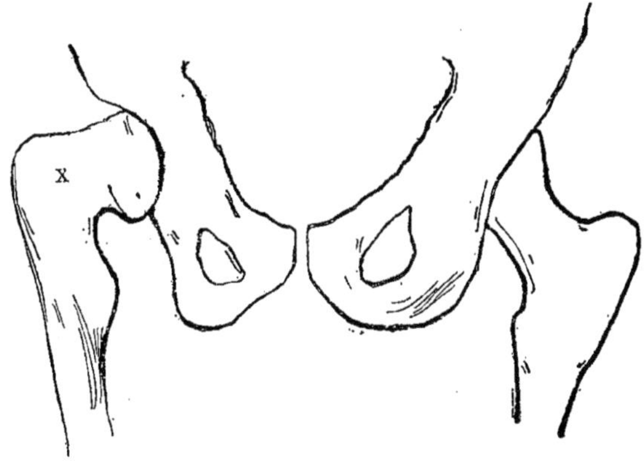

Fig. 3. — Coxa vara essentielle (X), 16 ans (d'après radiographie Frœlich).

s'appuie sur le sol, soulève la jambe du côté opposé et la porte en avant de la jambe appuyée en faisant décrire un arc de cercle à la jambe soulevée.

Il progresse au moyen de ces mouvements successifs d'oscillation.

Sur le *sujet couché*, on constate le raccourcissement du membre en mesurant la distance entre l'épine iliaque antéro-supérieure et la malléole externe.

Ce raccourcissement peut être de 4 à 5 centimètres.

On mesure également l'ascension du grand trochanter au-dessus de la ligne de Nélaton-Roser.

Lorsque la flexion est gênée la ligne de repère de Nélaton ne peut servir. On peut alors remplacer cette mensuration par la recherche de ce qu'on appelle le triangle de Bryan[1].

1. Le triangle de Bryan a été décrit pour la première fois par Ogston dans son travail sur la coxa vara, *Practitioner*, 1896 (avril).

Une perpendiculaire, abaissée depuis l'épine iliaque antéro-supérieure sur le plan du lit, croise une horizontale menée par le sommet du grand trochanter en faisant avec elle un angle droit dont les deux côtés sont égaux, dans les cas normaux.

Quand il y a ascension du grand trochanter la branche horizontale du triangle est raccourcie et peut même être négative.

Cette mensuration n'est exacte que lorsque le bassin est bien horizontal et la cuisse en extension.

Cette ascension du grand trochanter s'apprécie très facilement au palper, un doigt étant sur l'épine et un autre sur le sommet du grand trochanter.

Sur le sujet couché on voit aussi la rotation externe du membre malade.

Dans le triangle de Scarpa on perçoit quelquefois une saillie dure, indolore à la pression ; elle est due à la proéminence du col déformé.

Les mouvements de flexion et d'extension ne sont d'ordinaire pas entravés.

Souvent même le membre peut être mis en hyperextension.

La flexion peut cependant quelque fois être gênée ou incomplète surtout lorsque existe dans le triangle de Scarpa la saillie osseuse dont nous avons parlé. Dans ces cas on peut, en accentuant la rotation externe, rendre la flexion complète.

L'abduction est supprimée.

L'adduction peut être augmentée, la rotation externe également, tandis que la rotation interne est complètement impossible.

En résumé, les *attitudes vicieuses, adduction, et rotation externe, peuvent être activement et passivement augmentées, tandis que l'abduction et la rotation interne sont supprimées, la flexion et l'extension restant généralement intactes.*

Tous ces mouvements ne produisent aucune douleur.

Le mouvement est arrêté par un obstacle qui semble être un buttoir osseux et non pas une contracture musculaire, à condition cependant qu'il n'existe pas, au moment où l'on fait l'examen, une poussée aiguë.

L'anesthésie au chloroforme ne permet pas d'augmenter sensiblement l'amplitude d'aucun des mouvements abolis.

Hofmeister, dans son premier travail sur la coxa vara, avait divisé les coxa vara essentielles en trois groupes suivant les mouvements que permettait le membre malade.

Le groupe le plus important était le groupe classique, celui dans lequel l'abduction et la rotation interne étaient entravées (groupe 2).

Le groupe 1 était celui dans lequel l'abduction seule était supprimée.

Le troisième, celui dans lequel l'abduction et la rotation externe étaient abolies.

Le groupe 1 et le groupe 3 renfermaient des exceptions.

Ils étaient basés surtout sur des considérations théoriques et la possibilité admise par l'auteur de voir le col s'infléchir, seulement vers en bas dans le groupe 1, en bas et en arrière dans le groupe 3.

Cette division n'est plus admise.

Un des symptômes les plus curieux de la coxa vara est celui qui a été désigné sous le nom de *phénomène de la prière* ou de *l'agenouillement*. Lorsque le malade veut se mettre à genoux la jambe lésée croise en arrière la jambe saine et lorsque la lésion est bilatérale l'agenouillement est presque impossible.

Lorsque le sujet s'asseoit il ne sait où mettre ses jambes, à moins de pouvoir les placer sous le siège.

Pendant les périodes aiguës, à ces symptômes classiques viennent s'en joindre d'autres qui les masquent complètement.

Il existe du côté de la hanche une poussée inflammatoire survenue spontanément, ou à la suite d'un traumatisme, l'articulation est douloureuse à la pression et tous les mouvements diminués ou abolis, par suite de la contracture.

Ces périodes aiguës pourraient, dans certains cas, induire en erreur si l'on ne se rappelait la rapidité avec laquelle ces phénomènes bruyants disparaissent après quelques jours de repos.

ANATOMIE PATHOLOGIQUE.

L'anatomie pahtologique de la coxa vara des adolescents est basée d'une part sur l'examen de pièces anatomiques et d'autre part sur l'examen radiographique.

Il est évident que c'est aux premières que revient l'importance la plus grande.

Les pièces anatomiques proviennent de têtes fémorales réséquées, soit par erreur de diagnostic (Muller), soit dans un but thérapeutique (Kocher), soit dans un but thérapeutique dans lequel la curiosité scientifique semble avoir été l'élément prépondérant (Frangenheim).

D'autres pièces sont dues à Hofmeister, à Hädke et Jordan.

La plupart de ces pièces sont complètes, la section de l'os yant porté au ras des trochanters ou même au-dessous d'eux.

Macroscopiquement, ainsi que l'on peut s'en rendre compte

sur les pièces que nous reproduisons, l'insertion du col sur la région inter-trochantérienne est à peu près normale.

Mais au niveau de l'insertion de la tête sur le col, il y a des modifications importantes.

La tête dans son ensemble a glissé vers en bas et s'est rapprochée du petit trochanter, le bord inférieur de la tête et du col présente un enroulement caractéristique. Le glissement se fait soit en pente douce, soit brusquement comme une brisure entre le col et la tête fémorale (fig. 1).

Au niveau de son bord supérieur, le col est épaissi.

L'*angle d'inclinaison* est augmenté, c'est-à-dire que l'axe du fémur et l'axe passant par le centre de la tête et le col forment

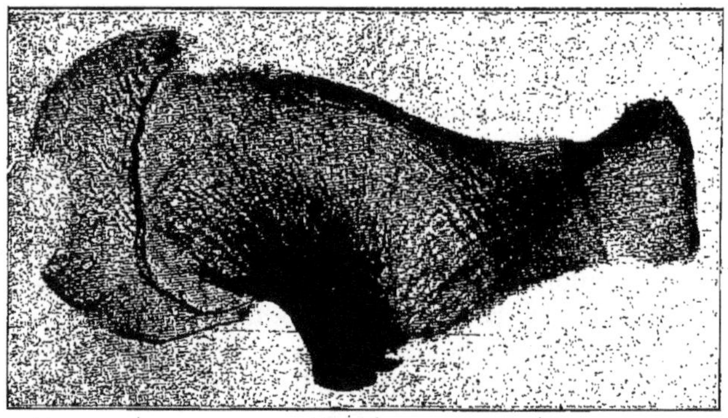

Fig. 4. — Coxa vara essentielle (pièce anatomique). — Glissement de la tête au niveau du cartilage épiphysaire, modification de structure du col, atrophie de la calotte fémorale (Muller).

un angle droit ou un angle aigu, au lieu de l'angle obtus de 128° en moyenne qui est la normale (fig. 3).

Remarquons cependant que, d'après les anatomistes, chez un sujet normal on peut trouver des angles jusqu'à 108°.

En plus de la modification de l'angle d'inclinaison, le col présente une saillie en avant, c'est-à-dire qu'il forme une courbure à convexité dirigée en avant. c'est l'*angle de déclinaison*.

C'est cet angle saillant en avant que l'on perçoit quelquefois cliniquement sous forme de saillie osseuse dans le triangle de Scarpa.

En troisième lieu enfin, il existe une torsion du col autour de son axe, dont on explique et comprend la direction, en supposant un instant que la tête est soudée dans la cavité, tandis que le fémur et la partie trochantérienne du col esquissent un mouvement d'hyperextension (Kocher).

Mais les modifications essentielles de formes sont l'abaissement du col et de la tête fémorale et la saillie en avant de sa face antérieure.

Par suite de l'abaissement de la tête le bord supérieur du col semble allongé.

Le bord inférieur du col, au contraire, est raccourci.

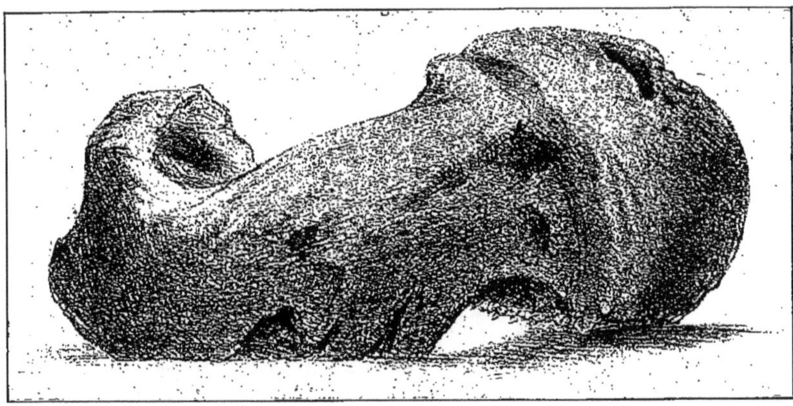

Fig. 5. — Coxa vara essentielle (pièce anatomique). — Tête abaissée et dirigée en arrière (vue par devant) [Kocher].

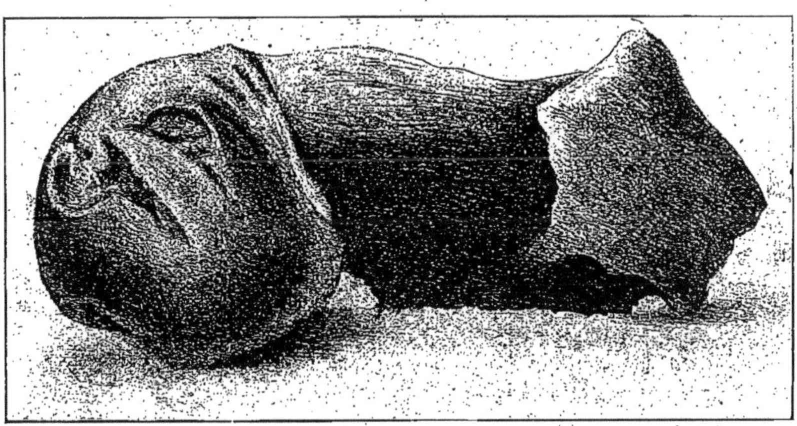

Fig. 6. — Coxa vara essentielle (pièce anatomique). — La tête fémorale est abaissée et dirigée en arrière (vue par derrière) [Kocher].

La distance entre le petit trochanter et l'insertion du col sur la tête est réduite.

La face antérieure du col, par suite de sa saillie en avant, paraît allongée, tandis que la face postérieure est raccourcie ainsi que l'indiquent les figures ci-jointes (5, 6, 7).

Le cartilage d'encroûtement de la tête fémorale empiète quelque peu sur le bord supérieur du col qui tend à devenir articulaire. Ce même cartilage disparaît, au contraire, à la partie inférieure de la tête *qui se subluxe* par suite de son abaissement, et a perdu contact avec la surface articulaire cotyloïdienne.

Kocher a signalé, et d'autres après lui, une certaine friabilité de ce cartilage qui est aminci, sous lequel l'os est devenu plus spongieux, de telle sorte qu'il se laisse écraser par le doigt.

Sur *une coupe transversale* on remarque que la direction du cartilage épiphysaire est modifiée.

Au lieu d'être presque rectiligne et d'avoir une direction de

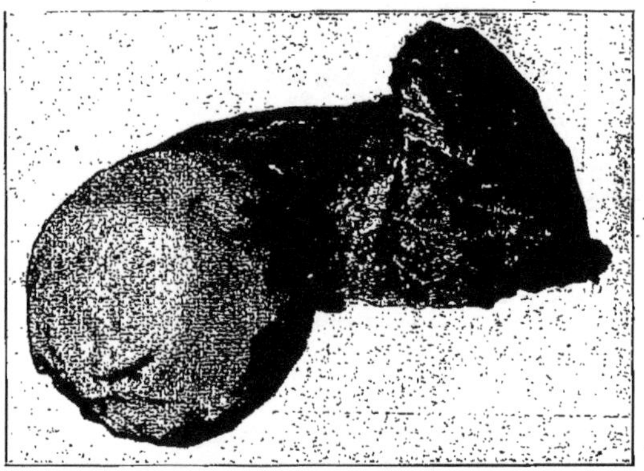

Fig. 7. — Coxa vara essentielle (pièce anatomique). — La tête est abaissée et regarde en arrière (vue par en haut) [Kocher].

bas en haut et de dedans en dehors, elle est au contraire incurvée et sa convexité regarde la cavité cotyloïde (fig. 8).

Sur cette même coupe transversale on remarque souvent que cette zone du cartilage épiphysaire est élargie. Ce cartilage ne forme plus une zone continue. Mais il est divisé par territoires séparés par de l'os jeune et friable (fig. 9).

Enfin à distance, on trouve, et du côté du col et du côté de la tête, des îlots cartilagineux aberrants.

La tête fémorale n'a pas sa forme arrondie en demi-circonférence normale, mais ressemble à un croissant dont une des cornes déborde vers en bas (fig. 4).

L'épaisseur de ce croissant n'a que 12 millimètres, alors que normalement, entre le cartilage épiphysaire et le cartilage articulaire l'épaisseur de la tête fémorale est de 2 à 3 centimètres.

Outre les lésions osseuses on rencontre dans la coxa vara des *modifications des parties molles*. Elles ont été étudiées par von

Bayer et consistent dans les rétractions de la capsule et des ligaments portant surtout sur la partie inférieure de la capsule

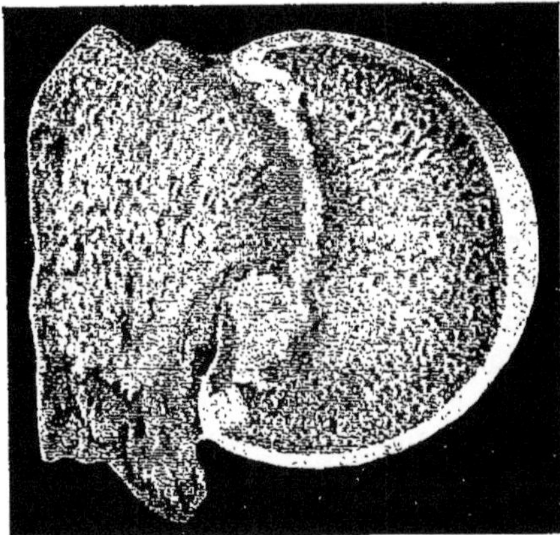

Fig. 8. — Coxa vara essentielle (pièce anatomique). — Elargissement du cartilage épiphysaire, glissement de la tête en bas et en arrière (Frangenheim).

et sur sa partie postérieure. Capsule et ligaments sont épaissis et diminués de longueur.

Enfin certains muscles et surtout les muscles adducteurs sont

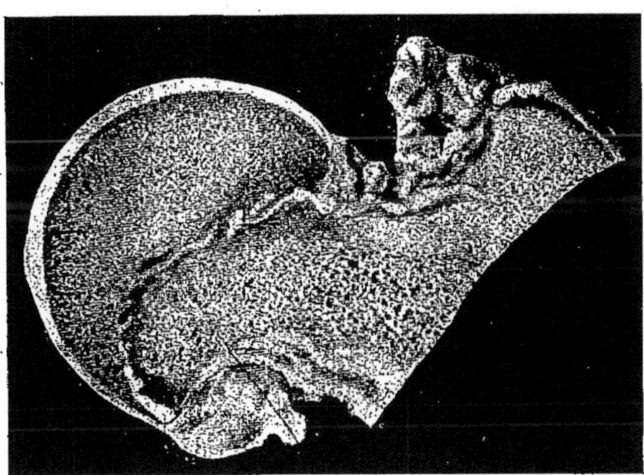

Fig. 9. — Coxa vara essentielle (pièce anatomique). — Irrégularité de la ligne épiphysaire, glissement de la tête en bas et en arrière (Frangenheim).

raccourcis, et dans les cas anciens partiellement transformés en tissu fibreux.

Examen histologique. — Sur la coupe histologique Fran

genheim, qui eut à sa disposition 3 têtes fémorales provenant de résections faites dans le service de Payr, note l'augmentation de largeur du cartilage épiphysaire. Ce cartilage a un aspect œdémateux et gélatineux, il fait saillie sur la coupe.

Il est plus riche en cellules que normalement. Ces cellules n'ont aucune disposition régulière, on les voit fréquemment isolées dans leurs capsules. Sous l'influence de la coloration à l'éosine l'ensemble du cartilage a un aspect réticulaire (Netzform).

Le cartilage est vascularisé en des points nombreux.

Il existe des foyers isolés d'ossification endochondrale plus ou moins avancée. Mais on ne constate aucune limite nette entre la zone d'ossification et le cartilage.

Dans l'os déjà formé on aperçoit des îlots isolés de cartilage.

Sur certaines préparations de la tête et du col on voit de la substance osseuse raréfiée, le tissu est spongieux et à grosses vacuoles.

Le glissement de la tête s'est produit dans le cartilage épi-physaire lui-même ou bien tout à côté de lui vers le col.

La description que nous avons donnée est celle de Frangenheim[1]. Des examens faits par d'autres auteurs diffèrent quelque peu. Kocher et Hofmeister, sur des pièces plus anciennes, n'ont pas trouvé de modifications aussi nettes dans leurs coupes histologiques, l'aspect était plus normal.

Hädke voit dans l'aspect histologique des coupes qu'il a faites une analogie avec ce que l'on trouve dans le rachitisme.

Langhans, qui a étudié certaines pièces de Kocher, pense à de l'ostéomalacie juvénile.

Frangenheim se sert des mots de chondrodystrophie ou de chondromalacie pour caractériser l'altération du cartilage qu'il a rencontrée dans ses 3 pièces.

EXAMEN RADIOGRAPHIQUE. — L'examen radiographique a été d'une grande utilité dans l'étude anatomique de la coxa vara.

Il confirme souvent ce que nous venons de voir en étudiant les pièces de résection.

Nous voyons que la ligne épiphysaire, zone claire entre la tête et le col, normalement très oblique et quelquefois presque horizontale apparaît dans l'image radiographique presque verti-cale ou bien formant une courbe à convexité dirigée vers l'arti-culation.

---

1. Fittig, Schlesinger ont publié des examens histologiques d'anciens décollements épiphysaires qu'ils considèrent comme traumatiques et qui présentaient des lésions analogues à celles décrites par Frangenheim. Cela n'a rien d'étonnant, on sait depuis longtemps que des lésions histologiques analogues peuvent être produites par des processus pathologiques variés.

La tête ne se montre plus sous forme d'une demi-sphère, mais comme une petite calotte abaissée vers en bas sur le nez, selon la pittoresque expression d'un auteur, ou bien encore sur le nez et sur l'oreille postérieure (fig. 1).

Quand la calotte a glissé non seulement vers en bas, mais encore en arrière, ce qui est le cas habituel, l'image radiographique la montre très réduite, sous forme d'un mince croissant qui déborde le col par en bas. On l'a comparé au chapeau d'un champignon.

Sur certaines images nettes on voit les modifications de structure et d'architecture du col, modifications en rapport avec les changements subis par l'articulation.

Les lamelles osseuses de renfort (voûte d'Adam) ne se dirigent plus vers la partie supérieure de la tête fémorale, mais bien vers la partie du col sur laquelle s'appuie le toit de la cavité cotyloïde (fig. 4).

La densité osseuse varie suivant l'âge de la lésion, densité moindre pendant l'évolution du mal, densité plus grande rappelant la sclérose ou l'éburnation lorsque la lésion osseuse est arrivée à son complet développement.

Enfin Hofmeister signale dans les radiographies une certaine asymétrie du bassin semblable à celle que l'on voit dans la coxalgie. Savini-Castano l'a également notée, ainsi que l'agrandissement de la cavité cotyloïde, et son peu de profondeur.

Nous n'avons jamais retrouvé ces signes.

Mensurations de l'inflexion du col. — L'étude radiographique de la coxa vara nous amène à passer en revue les procédés de mensuration du degré de la lésion.

La méthode la plus ancienne, celle que l'on emploie classiquement, consiste à évaluer l'angle que forme l'axe du col avec l'axe de la diaphyse fémorale.

Cet angle a été étudié jadis par Sappey, puis par Charpy, enfin par Alsberg et par van Naeck, de Bruxelles.

Cet angle est en moyenne de 128°, mais peut n'être que de 108° (fig. 10 et 11).

Il est plus obtus chez les enfants. Vers l'époque de la puberté il acquiert sa valeur définitive, le col s'affaissant quelque peu.

Mais on a fait remarquer que ce procédé classique, pour évaluer l'angle d'inclinaison du col dans la coxa vara essentielle, n'était pas mathématiquement applicable.

L'axe du col, en effet, n'est plus une ligne droite, mais bien une ligne courbe, par suite du glissement de la tête vers en bas et en arrière et par suite de l'enroulement du col et de la tête au niveau de leur bord inférieur.

Alsberg, alors encore assistant de Hoffa, proposa de remplacer dans ces mensurations l'angle d'inclinaison classique par ce qu'il appela l'*angle de direction*.

Cet angle est constitué par la rencontre, au-dessus du grand trochanter, de l'axe vertical prolongé, de la diaphyse du fémur, avec la ligne qui passe par la tête fémorale à la limite de son revêtement cartilagineux; c'est-à-dire à peu près, à l'insertion de la tête sur le col.

Cet angle, dans un fémur normal, est de 41° en moyenne (fig. 10).

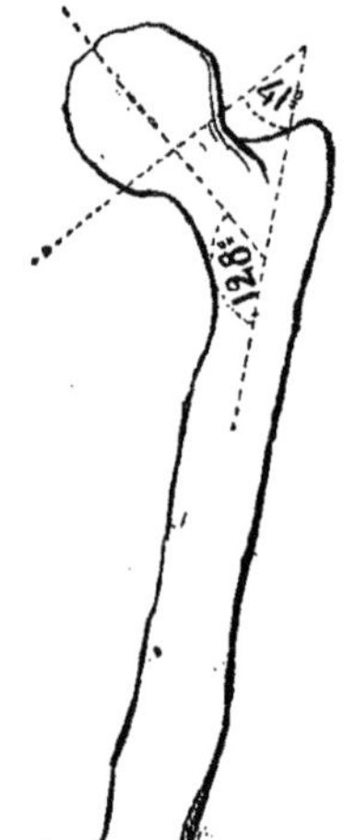
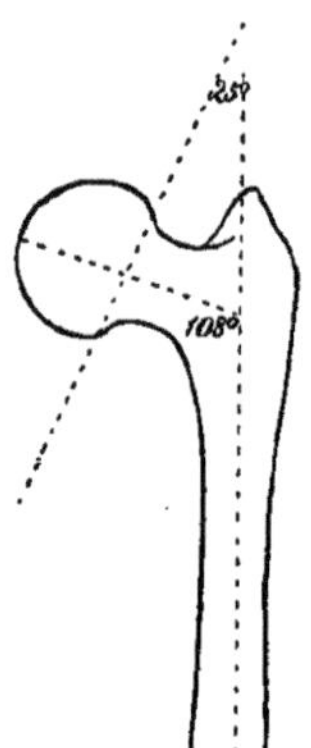

Fig. 10. — Fémur normal. — Angle d'inclinaison, 128°; angle de direction, 41°.

Fig. 11. — Fémur normal. — Angle d'inclinaison, 108°; angle de direction, 25°.

Mais les limites entre lesquelles varie cet angle s'étendent entre 54° et 25°.

On considérera comme atteint de coxa vara, la hanche qui aura un angle de direction de moins de 25°.

Mais pour peu que la coxa vara s'accentue, cet angle peut tomber à 0 et même devenir négatif.

C'est-à-dire les deux lignes qui le forment, axe du fémur et ligne passant par les limites du cartilage d'encroûtement de la tête fémorale, se rencontreront dans l'axe même du fémur au-dessous de la hanche.

L'angle ainsi formé peut atteindre 23° comme dans l'exemple choisi par Alsberg (fig. 12).

Malgré ce que cette mensuration a de scientifique, elle n'a pas prévalu. Tout d'abord elle ne peut être appliquée que sur une pièce anatomique. Elle n'est donc pas à utiliser sur une image radiographique.

A ce sujet Alsberg fait remarquer, que pratiquement on peut remplacer la ligne passant par les limites d'encroûtement de la tête, par une autre ligne passant par les bords supérieur et inférieur de la cavité cotyloïde.

La remarque n'est pas tout à fait exacte. Car ce que l'on voit à la radiographie, comme limite extrême du toit de la cavité et de son bord inférieur, est constitué par la limite de la portion ossifiée et non par la limite réelle de la cavité cotyloïde qui est fibro-cartilagineuse; elle n'apparaît pas sur l'écran.

Aussi croyons-nous qu'il est plus simple de s'en tenir à

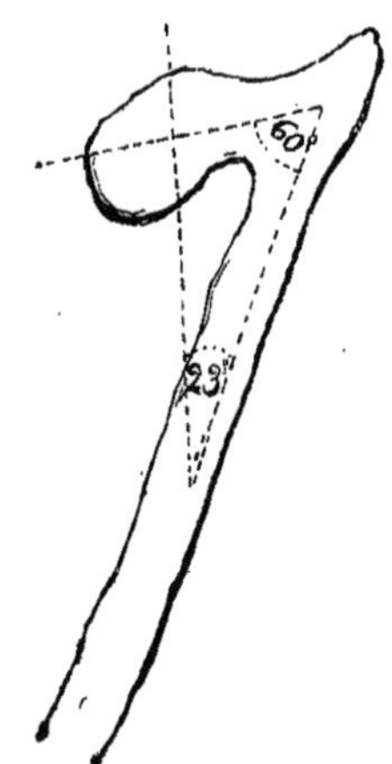

Fig. 13. — Coxa vara. — Angle d'inclinaison, 60°; angle de direction négatif, 23°.

l'ancien angle d'inclinaison, en faisant passer l'axe du col par le centre de la tête déplacée et par la partie moyenne de l'insertion du col sur la diaphyse.

Les données fournies par l'anatomie pathologique expliquent les symptômes de la coxa vara. — Une fois que l'on connaît les déformations subies par le col du fémur dans les cas de coxa vara, il est facile de se rendre compte de la raison de l'abolition de certains mouvements et de la persistance d'autres mouvements dans l'articulation lésée, ainsi que des symptômes objectifs présentés par les malades.

L'adduction pathologique est due à l'abaissement de la tête fémorale et à la diminution de l'angle d'inclinaison du col.

L'adduction peut être quelque peu augmentée, le jeu de la tête fémorale dans la cavité cotyloïde n'étant pas gêné par ces mouvements.

L'abaissement de la tête fémorale explique aussi l'ascension du grand trochanter et sa saillie.

L'abduction est impossible, la partie supérieure du col fémoral incurvé venant buter immédiatement contre le rebord supérieur de la cavité cotyloïde.

Plus exceptionnellement ce mouvement est arrêté par le choc du grand trochanter contre l'os iliaque (Frœlich et Weiss).

Quand la lésion est ancienne le raccourcissement des adducteurs est un obstacle surajouté à l'obstacle osseux.

La rotation interne est empêchée par le heurt de la portion antérieure du col incurvé, contre le rebord cotyloïdien.

Ce heurt est immédiat par suite de la direction en arrière de la tête fémorale (angle de déclinaison).

La flexion est en général facile. Elle ne peut être entravée que lorsque la saillie de la face antérieure du col est assez forte pour que celle-ci vienne heurter le rebord cotyloïdien. Quand cet arrêt se produit, on peut augmenter l'amplitude de la flexion en exagérant préalablement la rotation externe du membre.

La rotation externe pathologique est due à la courbure en avant que fait le col. Tête et trochanter sont dirigés en arrière, d'où rotation en dehors du membre dans sa totalité.

La rotation externe peut être accrue. Dans ce mouvement le jeu de la tête fémorale dans la cavité cotyloïde ne rencontre aucun obstacle.

La rotation externe permanente, imposée au membre, explique aussi le phénomène de l'agenouillement, c'est-à-dire le croisement des deux jambes l'une au-dessus de l'autre quand le malade se met à genoux.

Rappelons encore une fois que, lorsqu'une période aiguë survient, le phénomène douloureux et les contractures musculaires modifient sensiblement ce mécanisme des mouvements.

Pathogénie de la coxa vara.

Le chapitre de la pathogénie de la coxa vara essentielle est un des plus intéressants de l'étude de cette affection.

On ne peut affirmer que nos notions à son sujet soient arrivées à leur complète maturité.

Nous n'avons encore aucune certitude, mais à défaut nous avons des probabilités, dont nous devons nous contenter provisoirement.

Établissons tout d'abord ce qui de nos connaissances actuelles est dégagé de toute hypothèse et qu'on peut admettre comme démontré.

Le siège de la courbure du col, se fait toujours au niveau de l'insertion du col sur la tête (*coxa vara cervicale*).

Ce glissement vers en bas de la tête se fait sur un plan de clivage qui est la région du cartilage épiphysaire. Ce glissement ne peut s'effectuer que si ce cartilage de croissance est devenu moins solide.

Cette diminution de résistance une fois admise, et il n'est plus d'auteur qui, sans parti pris, puisse la nier, tout le syndrôme morbide s'explique d'une façon très nette et très facile, par les conditions statiques auxquelles est soumise l'articulation coxo-fémorale [1].

L'abaissement de la tête fémorale est dû à la pression du poids du corps devenue trop forte sur la zone d'insertion de la tête sur le col, zone dont la résistance a diminué. L'action du poids du corps est encore accrue par les travaux pénibles qu'exécutent et les charges lourdes que portent les jeunes gens chez qui cette affection est fréquente.

Nous savons qu'il s'agit surtout de cultivateurs et de jardiniers.

La rotation en dehors de la tête et du grand trochanter amenant une saillie en avant de la face antérieure du col (angle de déclinaison) a été expliqué par Kocher par la position jambes écartées et pieds tournés en dehors, que prennent ses malades, fermiers des Alpes, pour porter le lait ou travailler le fromage.

Kocher appelait d'ailleurs comme on le sait la coxa vara une maladie professionnelle et la comparait au genu valgum des boulangers et aux pieds plats des garçons de café.

Manz [1] a fait remarquer que l'abaissement de la tête et son glissement en arrière (inclinaison et déclinaison) se faisaient simultanément.

Il suffit pour que le poids du corps amène ces deux glissements que le buste soit incliné en avant.

Or c'est dans la position accroupie que les jardiniers font leurs travaux les plus rudes et les plus prolongés.

Une fois les muscles fatigués leur tonus cesse et tout le poids du corps agit sur les ligaments et les os qui ne tardent pas à céder.

1. Preiser voit dans les modifications de courbure du col fémoral une conséquence de la position variable de la cavité cotyloïde sur le bassin. Lorsque la position de la cavité cotyloïde est transversale sur le bassin (frontal) elle regarde en avant, le col a des tendances à s'affaisser et à former une courrure à convexité antérieure (ceci arrive dans le rachitisme). Lorsque la direction de la cavité est antéropostérieure, elle regarde latéralement, et le col devient convexe en arrière. Lorsque la direction de l'axe de la cavité est oblique, *le col est normal. Die arthritis deformans coxæ und die variationen der Hüftpfanenstellung*, Leipzig, F.-C. Vogel, 1907.

On sait que la coxa vara essentielle se rencontre de préférence chez les travailleurs de la terre (41 fois sur 79 malades).

Une hypothèse qui a trouvé un certain nombre de défenseurs est celle qui attribue la coxa vara à un décollement épiphysaire traumatique survenant chez des sujets jeunes sans lésion préalable du cartilage épiphysaire.

Des symptômes cliniques et un aspect anatomiques, analogues à ceux de la coxa vara ayant été rencontrés à la suite de fracture du col ou de décollements épiphysaires, survenant chez des enfants, quelques auteurs, parmi lesquels Sprengel, Kempf, Fittig, Schlesinger, ont recherché les traces lointaines de traumatisme chez tous leurs malades et essayé de démontrer que, chez tous les adolescents atteints de coxa vara, il y avait eu un traumatisme antérieur comme cause efficiente de la lésion :

Traumatisme, quelquefois insignifiant et qui souvent n'avait pas laissé de traces dans le souvenir des malades.

D'où ils ont conclu que toutes les coxa vara essentielles étaient des coxa vara traumatiques.

Quand on connaît l'intensité des chutes nécessaire pour décoller les épiphyses saines aux autres parties du squelette, l'on ne peut s'empêcher de n'admettre cette opinion qu'avec la plus grande réserve et de penser que des épiphyses qui se laissent décoller si facilement étaient préalablement malades.

Les rapports du décollement épiphysaire avec la coxa vara devant être spécialement traités par notre co-rapporteur le Pr Kirmisson, nous n'y insisterons pas plus longuement.

Si toute l'étude pathogénique de la coxa vara des adolescents ne présente aucune difficulté dès que l'on a admis la diminution de résistance du cartilage épiphysaire et son insuffisance, par rapport aux surcharges qu'on lui impose, faits acceptés par tous les auteurs, l'accord cesse dès qu'il s'agit d'expliquer la cause de cette insuffisance du cartilage épiphysaire.

Certains auteurs pensent que cette *insuffisance est physiologique*. D'autres l'attribuent à un *processus pathologique*.

Causes physiologiques de l'insuffisance du cartilage épiphysaire. — Kocher faisait remarquer que la coxa vara essentielle débutait pendant l'adolescence à un âge ou le cartilage épiphysaire, après avoir donné sa plus grande activité, est à la veille de disparaître.

Les parties cartilagineuses n'ont plus toute leur épaisseur et toute leur résistance. Les parties osseuses adjacentes et de nouvelle formation n'ont pas encore toute leur solidité. Vienne alors une surcharge trop grande imposée à ce cartilage, ce cartilage cédera, la tête fémorale glissera vers en bas et la coxa vara sera constituée sans qu'il soit nécessaire d'invoquer un état pathologique de ce cartilage.

Telle est aussi l'opinion de R. Whithmann, qui voit dans la coxa vara des adolescents, le résultat de l'exagération de l'hyperactivité physiologique du cartilage épiphysaire, de sa diminution de résistance au moment de la puberté. Pour peu que ce processus physiologique dépasse la normale la coxa vara est constituée.

Au niveau du cartilage épiphysaire du fémur, comme au niveau des points épiphysaires du reste du squelette, une pression anormale et constante, peut occasionner des modifications de forme et de courbure de l'os.

La chose est démontrée depuis longtemps.

Ollier, Tripier, en France, Maas, en Allemagne, et plus récemment Wullstein, l'ont prouvé.

Mais les conditions imposées aux animaux en expérience, pressions énergiques et ininterrompues, pendant des mois, ne sont pas réalisées chez l'homme, dans les affections que l'on essaye d'attribuer uniquement à la surcharge.

. Böhm a repris toutes les expériences de Wullstein en essayant de provoquer chez des animaux des cyphoses et des déviations des membres, mais les animaux au lieu de rester dans leur position anormale d'une façon continue n'y étaient soumis que pendant la moitié de la journée.

Chez aucun une déformation osseuse définitive ne s'est produite.

Si la surcharge seule, sur un col physiologiquement normal, devait provoquer un abaissement de la tête fémorale, il serait bien extraordinaire que, sur le grand nombre de jeunes gens qui y sont exposés par leurs travaux, un petit nombre seulement en soit atteint.

Malgré toutes ces objections, certains auteurs admettent que la coxa vara essentielle est un glissement vers en bas du cartilage épiphysaire normal, dû à la surcharge de la tête fémorale.

. Dès 1899, Sudeck avait échafaudé une théorie assez analogue. Il décrivit, sur des fémurs normaux, un système de lamelles osseuses de renforcement, étendues depuis la partie supérieure et interne du col, vers sa partie inférieure et externe, croisant ainsi obliquement la face antérieure du col.

Ces lamelles forment par leur ensemble une saillie visible à l'œil nu. Cette pièce de renforcement empêche le col fémoral de l'adulte de s'incurver vers en bas en arrière.

Cette pièce de soutien manque chez l'enfant et n'apparaît qu'après la puberté.

Si par suite d'un arrêt de développement ce renfort osseux n'apparaît pas, le col s'affaissera.

La crête osseuse décrite par Sudeck existe mais son interprétation est erronée. Cette crête n'est autre chose que la ligne d'insertion d'une partie de la capsule synoviale.

Dans le même ordre d'idées citons encore l'opinion de Le Damany, de Spitzy, de Böhm, qui font remarquer que chez les quadrupèdes le col fémoral forme avec la diaphyse un angle droit, une coxa vara. La transformation de l'angle droit en angle obtus serait une adaptation à la station debout.

Cette adaptation n'est complète que chez l'homme actuel. Dans les squellettes de l'homme préhistorique, celui de Neanderthal, celui de Spy, il existait une coxa vara à angle droit, ainsi que le montrent les photographies prises par Spitzy.

La coxa vara peut donc être considérée comme la réapparition d'un caractère ancestral. Il s'agit là de considérations qui pourraient tout au plus être discutées pour la coxa vara congénitale.

Causes pathologique de l'insuffisance du cartilage épiphysaire. — A l'encontre de l'opinion de ces auteurs qui admettent une diminution de résistance physiologique, un arrêt de développement, ou un caractère ancestral dans la genèse de la coxa vara, se dresse la théorie qui fait de l'insuffisance du col fémoral un fait pathologique.

Par analogie avec les idées de Mickulicz sur le genu valgum des adolescents, on avait attribué la coxa vara essentielle au *rachitisme tardif localisé.*

Müller est le premier qui ait invoqué cette pathogénie, mais elle resta à l'état d'hypothèse jusqu'à ce que Hadke eût montré dans son observation, autour de l'épiphyse du col fémoral, des îlots cartilagineux aberrants, semblables à ceux que Mickulicz avait décrits dans l'épiphyse fémorale inférieure des sujets atteints de genu valgum.

Schlesinger combattit victorieusement cette preuve, soit-disant anatomique, de la nature rachitique de la coxa vara en montrant ces mêmes îlots cartilagineux aberrants, dans une pièce venant d'une coxa vara traumatique.

D'ailleurs dans aucun des cas de coxa vara essentielle l'on n'a rencontré d'autres stigmates de rachitisme ancien ou actuel.

Se basant sur les examens histologiques faits par Langhans sur ses pièces de résections, Kocher, avait pensé pouvoir attribuer la coxa vara à une sorte d'ostéomalacie juvénile.

Cette opinion manque également de toutes preuves certaines; elle énonce un fait, la malléabilité du col fémoral, mais ne nous renseigne nullement sur la cause de cette malléabilité osseuse isolée.

Drehmann, au dernier Congrès allemand d'Orthopédie (1912), attribue à l'action du sang, épanché dans le cartilage épiphysaire par suite de traumatismes légers, une action dissociante progressive analogue à l'usure du cartilage articulaire, que l'on voit se produire dans les arthrites hémophiliques.

Il ne s'agit encore là que d'une vue de l'esprit.

Enfin on a voulu faire jouer, dans la pathogénie de la coxa vara, un certain rôle aux glandes à sécrétions internes dont l'absence ou l'altération pourrait avoir une action sur la solidité des épiphyses fémorales.

Schulz, de Vienne[1], trouva chez un sujet atteint de coxa vara acquise, de l'ectopie testiculaire et de l'obésité.

Il se demande si certains cas de coxa vara ne sont pas dus à l'absence de ces glandes à sécrétion interne.

Fœrster, Drehman et Joachimsthal[2] ont vu des cas analogues.

Hofmeister[3] a trouvé une coxa vara bilatérale chez un crétin athyroïdien.

Ces observations, en supposant même qu'il existe une relation de cause à effet entre la sécrétion interne et l'affaiblissement des épiphyses, ne sont susceptibles d'aucune généralisation et ne sauraient nous aider à élucider la pathogénie de la coxa vara essentielle.

Dans toutes ces études, destinées à établir la nature pathologique de l'affaiblissement préalable de l'épiphyse fémorale supérieure, avant que ne se produise son affaissement, on n'a envisagé que des causes diathésiques : rachitisme, ostéomalacie, ou générales : atavisme, absence de sécrétion interne des glandes ou traumatiques.

Aucun des auteurs cités précédemment, n'a émis l'idée que l'affaiblissement du cartilage épiphysaire pourrait être dû à une cause infectieuse.

Nous avons essayé d'étudier la question à ce point de vue dès 1902. Partant de l'idée de Lannelongue, que les douleurs de croissance chez les adolescents ne sont que des poussées fugaces d'ostéomyélite larvée, nous avons recherché dans une série d'affections dites de croissance, genu valgum, tarsalgie, et dans 5 cas de coxa vara essentielle, à établir la relation entre l'infection osseuse et ces déformations.

<hr>

1. Schulz, Compte rendu du Congrès allemand d'Orthopédie, *Revue d'Orthopédie*, 1ᵉʳ juillet 1912.
2. Fœrster, Drehman, Joachimsthal, *Ibid*.
3. Hofmeister, *Loc. cit*.

Pour ce qui concerne la coxa vara, nous avons exposé une première fois nos recherches au Congrès allemand d'Orthopédie en 1903.

Dans 2 cas de coxa vara des adolescents, nous avions recueilli dans le col fémoral des staphylocoques blancs.

Dans 1 cas la culture était restée stérile.

Dans un 4e cas nous avons trouvé du staphylocoque doré et dans un 5e cas un micro-organisme non déterminé (Thiry).

Nous n'attribuerons pas à ces recherches une valeur exagérée nous croyons cependant devoir appeler l'attention sur cette hypothèse et sur nos constatations, dans le but de provoquer de nouvelles recherches dans cet ordre d'idées.

Après avoir passé en revue et discuté toutes les hypothèses pathogéniques formulées pour expliquer la nature de la fragilité de l'épiphyse fémorale supérieure chez les jeunes sujets prédisposés à la coxa vara essentielle, nous sommes obligés de reconnaître qu'aucune ne mérite d'être adoptée à l'exclusion des autres. Aucune ne repose sur des démonstrations anatomiques, histologiques et bactériologiques irréfutables.

Il est probable, cependant, que la fragilité de l'épiphyse n'est pas un fait physiologique, mais bien pathologique.

Cet état pathologique ne peut pas être attribué aux petits traumatismes répétés de la vie courante, qui ne relèvent de rien d'autre que de la fonction normale de la hanche, et que cette hanche devrait supporter sans dommage, si elle était saine.

Il semble bien que l'hypothèse d'une altération pathologique inflammatoire ou infectieuse satisfait davantage l'esprit. Une hanche déjà malade, et de fonctionnement réduit, est plus exposée aux traumatismes. Ces derniers peuvent dans certains cas hâter le glissement vers en bas de la tête fémorale, glissement qui se serait cependant produit sans eux.

Les observations récentes de Frangenheim, de Gangolphe [1] (de Lyon), de Savariaud, ne laissent aucun doute à ce sujet.

Elles se résument toutes de la façon suivante.

Une hanche est douloureuse et entravée légèrement depuis quelque temps, un trauma, peu considérable, survient et la marche devient impossible, ou au moins bien plus difficile.

Une radiographie fait constater l'existence de la coxa vara essentielle. Mais la radiographie du côté opposé montre le même glissement de la tête fémorale en train de se produire.

Même si dans ces conditions une véritable fracture se produit,

---

1. Gangolphe, *Lyon chirurgical*, mai 1912.

on ne peut parler que d'une fracture spontanée par cause
pathologique.

D'ailleurs, ces cas, dans lesquels un véritable traumatisme
peut être invoqué, sont l'exception.

Dans la plupart des observations l'abaissement de la tête au
niveau du *cartilage préalablement ramolli* se fait progressivement, sous l'influence seule du poids du corps et de la fonction
de l'articulation.

PRONOSTIC ET MARCHE DE LA COXA VARA ESSENTIELLE.

Le pronostic de la coxa vara essentielle n'est à envisager qu'au
point de vue fonctionnel, l'affection ne mettant jamais la vie en
danger.

Ce pronostic sera variable suivant le degré atteint par la
lésion, et suivant les moyens thérapeutiques employés.

Schanz admet, et avec raison, une période initiale de l'affection, dans laquelle il n'y a aucune lésion apparente de la hanche
mais seulement une certaine faiblesse de l'articulation, et quelques douleurs.

A cette période la maladie peut guérir complètement par des
moyens appropriés, sans laisser la moindre trace, encore faut-il
qu'elle ait été reconnue.

D'ordinaire la marche de l'affection est progressive, les lésions
osseuses augmentent petit à petit.

Les difficultés de la marche s'accroissent, les difformités
s'accentuent, et deviennent celles que nous avons décrites.

Après une durée qui est variable, et dont le minimum est de
sept à huit mois, et le maximum de deux à quatre ans, la
maladie cesse de progresser.

Les douleurs disparaissent, la marche redevient meilleure
sans cependant récupérer un état tout à fait satisfaisant.

La maladie s'arrête spontanément avec les déformations
constatées pendant sa période d'évolution.

Puis l'articulation et le membre inférieur s'adaptent à leur
situation défectueuse et, de ce fait, une certaine amélioration
fonctionnelle se produit encore.

Hofmeistera étudié très minutieusement le pronostic de la
coxa vara essentielle et von Bruns l'a suivi dans son travail de
la *Deutsche Chirurgie.*

Les données fournies par Hofmeister seront également utilisées
dans notre étude.

Sous l'influence d'un traitement approprié, ou même souvent

spontanément, les symptômes fonctionnels et les difformités anatomiques régressent et s'amendent considérablement.

Sur 30 malades que Hofmeister put suivre pendant de nombreuses années, et sur lesquels 16 eurent des périodes d'impotence complètes, 29 peuvent être considérés comme guéris.

Le plus grand nombre était définitivement débarrassé de toute espèce de douleurs.

Chez quelques-uns, il survenait encore vers la fin de la journée quelques légères douleurs que le repos de la nuit faisait disparaître.

23 malades purent reprendre leur profession, c'étaient 10 cultivateurs, 2 jardiniers, 2 brasseurs, 2 serruriers, 3 menuisiers, 1 sellier et 2 bonnes.

Les autres reprirent des métiers tels que domestiques de culture, cordonniers et ouvriers de fabrique.

L'ordre dans lequel les troubles de la motilité s'amendent est le suivant :

Lorsque la flexion était gênée elle est la première à se rétablir.

Puis vient le tour de la rotation interne.

L'abduction reste longtemps sans s'améliorer et sa limitation persiste très tard.

Il est facile de comprendre que plus l'affection est récente, quand on commence à la traiter, et plus le pronostic est bon.

Une fois que toute douleur a disparu, on peut encore, pendant de nombreuses années, s'attendre à de très grandes améliorations des mouvements.

Hofmeister cite l'exemple d'un garçon de seize ans atteint de coxa vara double, tellement prononcée qu'il proposa la résection pensant que sans elle la marche ne deviendrait plus jamais possible.

La patient refusa, et avec raison, car quatre ans plus tard il marchait suffisamment bien pour reprendre son métier de métayer. Il marchait avec un léger balancement mais pouvait s'asseoir, se baisser et se mettre à genoux sans difficultés.

Il est assez facile de comprendre, qu'une fois la période floride de l'affection terminée, tous les obstacles d'origine musculaire et ligamenteux disparaissent progressivement.

Mais l'amélioration est souvent telle que l'on est obligé d'admettre certaines modifications, même du côté osseux.

Sous l'influence des mouvements eux-mêmes, cette modification se produit.

Le mouvement use l'obstacle osseux, comme le jeu des muscles redresse une courbure rachitique ou bien une fracture vicieusement consolidée.

De plus les surfaces articulaires s'adaptent à leur situation modifiée, et donnent un rendement fonctionnel de plus en plus étendu.

Des examens radiographiques ont montré, non seulement cette adaptation articulaire, mais encore un certain redressement du col fémoral.

Nous avons essayé de revoir nos 5 malades atteints de coxa vara des adolescents.

Nous avons trouvé que dans le 1er cas que nous avons publié (en 1900), celui d'un cultivateur de seize ans, la mort était survenue à vingt-deux ans par suite de tuberculose pulmonaire, mais la lésion de la hanche avait complètement disparu, et le sujet ne présentait plus aucune boiterie.

Dans le 2e cas, coxa vara double, et qui figure dans la thèse de notre élève Michel (Nancy, 1900), la lésion était bilatérale et très accentuée. Le sujet marche actuellement sans fatigue mais avec un léger dandinement.

Il peut monter à cheval, mais il vient d'être réformé par le conseil de revision.

Dans le 3e cas, unilatéral, revu après sept ans, l'abduction reste entravée, la flexion ne se fait que jusqu'à angle droit, la rotation interne est possible, le trochanter est remonté de 3 centimètres, la boiterie persiste, mais le sujet peut faire tout son travail de garçon de ferme.

Le 4e cas, unilatéral également, n'a été revu que pendant la troisième année de la maladie, il présentait les symptômes classiques mais continuait à être jardinier.

Le 5e cas date de deux ans seulement, le sujet a quinze ans. Il est encore en traitement.

Nous en reproduisons la radiographie (fig. 12 *bis*).

Chez tous ces malades le traitement conservateur seul a été appliqué. Un seul, le malade n° 2, a subi d'un côté une résection du grand trochanter. Nous aurons à reparler de cette opération.

De cette étude de l'évolution spontanée de la coxa vara essentielle, il résulte jusqu'à l'évidence que le pronostic de la lésion est bon, pourvu que l'on sache patienter, et ne pas employer un traitement intempestif.

DIAGNOSTIC.

Lorsque la coxa vara des adolescents se présente avec tous ses symptômes essentiels d'âge, de profession, de claudication, le diagnostic n'offre aucune difficulté, pour peu que l'on connaisse la maladie, ou seulement qu'on y pense.

Or la coxa vara, depuis 1888, a suscité un nombre de travaux tel, qu'il n'est plus permis d'ignorer son existence. Cette entité morbide, nouvelle il y a vingt-quatre ans, est actuellement tombée dans le domaine public.

Mais les symptômes ne sont pas toujours très évidents.

Sans parler des cas de coxa vara sans modification du côté de la hanche, dont parle Schanz, et dont le diagnostic suppose une

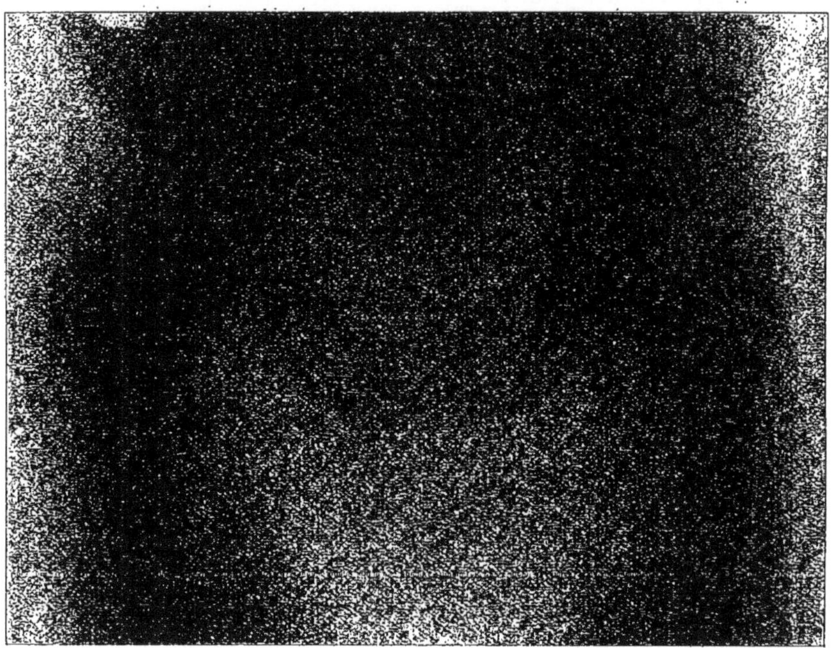

Fig. 12 *bis*. — Coxa vara essentielle double (Frœlich).

initiation spéciale, il est des observations où les signes sont, ou bien isolés, ou bien peu marqués de telle sorte que l'hésitation est permise, et qu'un examen attentif, seul, reconnaîtra l'existence de la coxa vara idiopathique ou d'une des nombreuses variétés de coxa vara symptomatiques.

Rappelons encore une fois les caractères sur lesquels se base le diagnostic de la coxa vara.

1. Élévation du grand trochanter au-dessus de la ligne de Bryan et raccourcissement du membre.

2. Atrophie du membre.

3. Adduction et rotation externe.

4. Impossibilité de l'abduction et de la rotation interne.

5. Symptômes de l'agenouillement.

6. Boiterie en plongeon ou en canard.

7. Absence de douleur à la pression dans l'aine et dans la région rétro-articulaire.

Le diagnostic une fois établi, grâce à ces signes, doit toujours être complété par la radiographie.

Celle-ci sera prise suivant certaines règles, qu'il serait imprudent d'enfreindre.

Le tube doit être placé à 50 ou 60 centimètres de la plaque à l'intersection de la ligne inter-trochantérique, et de l'axe médian du corps quand on prend les deux hanches à la fois.

Placé plus près de la tête du malade, les jambes étant en rotation externe, le col peut paraître abaissé même chez un sujet normal.

Pour que le col soit visible dans toute son étendue, les jambes devraient être placées en rotation interne.

Mais cela n'est pas possible dans la coxa vara.

Aussi pour voir le col dans une étendue plus considérable, on a conseillé de prendre les radiographies, les malades sur le ventre (position dorso-ventrale).

L'usage n'en a pas prévalu, au moins en France.

Par suite de la rotation externe et de l'angle de déclinaison, le col paraît plus court à la radiographie qu'il n'est en réalité.

De plus, le glissement par en bas de la tête fémorale est aussi quelque peu masqué par la rotation externe.

Néanmoins, la radiographie indiquera toujours l'abaissement de la tête fémorale, l'angle d'inclinaison. Elle montrera en quel point la flexion du col s'est produite.

Lorsqu'elle est très nette, elle donnera des indications sur la densité du tissu osseux, la forme et la direction du cartilage épiphysaire. Ces caractères sont nets sur la plaque négative, mais difficiles à reproduire sur le papier sans retouche. Le positif n'est donc jamais aussi instructif que le négatif.

La déclinaison du col ne laissera naturellement aucune trace sur la plaque. On ne pourra que la soupçonner par la superposition de la tête et de la partie adjacente du col et par la visibilité du petit trochanter, dont l'apparition sur l'écran est l'indice de la rotation externe de la diaphyse.

La radiographie seule sera capable de faire reconnaître si la *coxa vara est cervicale*, caractère de la coxa vara des adolescents.

Ou bien si elle est *trochantérienne*, caractère de la coxa vara symptomatique.

Les coxa vara symptomatiques, avec lesquelles le plus fréquemment, en clinique, on pourrait confondre la coxa vara essentielle, sont : la coxa vara tuberculeuse, la coxa vara dans l'arthrite sèche, et la coxa vara traumatique.

La coxa vara tuberculeuse est assez fréquente, elle a été signalée depuis longtemps. Et sur les 4 variétés anatomiques de coxalgie que nous avons décrites, il en est une que nous avons désignée sous le nom de coxalgie hypertrophique ou coxa vara tuberculeuse [1].

Dans la *coxalgie banale*, la contracture en flexion qui existe presque toujours et qui fait défaut dans la coxa vara, la présence de ganglions dans le triangle de Scarpa, la boiterie spéciale en avant et non pas latérale, permettent de la reconnaître.

Mais quand la tuberculose est dans le col et n'a pas encore donné de réaction dans l'articulation, mais simplement un ramollissement du col et l'ascension du grand trochanter, le diagnostic sera plus difficile.

L'étude des antécédents et surtout l'examen radiographique seront seuls en état de révéler la nature de la lésion, en montrant le col affaissé dans toute son étendue, et surtout vers sa base (coxa vara trochantérienne).

Quelquefois la radiographie tranchera la question en montrant un noyau tuberculeux siégeant dans le col.

Le diagnostic expérimental, par réaction intra-dermique ou ophtalmique, les injections sous-cutanées de tuberculine pourront aussi, dans certains cas douteux, fournir un appoint sérieux au diagnostic.

L'*arthrite sèche ou arthrite déformante* de la hanche peut aussi prêter à confusion.

Le professeur Kirmission et son élève Charpentier ont insisté sur la ressemblance de certaines coxa vara avec l'arthrite sèche.

Maydl a fait la même remarque.

Cependant, il y a tout d'abord lieu de reconnaître que l'arthrite sèche juvénile non tuberculeuse est plutôt une rareté.

L'examen radiographique en montrant la lésion de la coxa vara limitée au col, la lésion de l'arthrite sèche, au contraire, disséminée non seulement autour de la tête et du col, mais encore dans la cavité cotyloïde, sera d'un secours précieux.

Enfin, les attitudes vicieuses et les limitations des mouvements de l'arthrite sèche présentent une multiplicité très grande. La flexion est rarement absente, tandis que dans la coxa vara il y a de l'hyperextension.

Les gros craquements articulaires ne manquent jamais pen-

---

1. Voir la thèse de notre élève Gérard, *Des Différentes Variétés anatomiques de la coxalgie*, Nancy, 1911.

dant les mouvements dans l'arthrite sèche et n'existent pas dans la coxa vara.

Le *diagnostic différentiel entre la luxation congénitale de la hanche et la coxa vara* doit toujours être fait chez le petit enfant, mais ne se pose pas chez l'adolescent.

Les anamnestiques, l'absence de la tête fémorale dans le triangle de Scarpa suffisent pour résoudre le problème.

Nous parlerons de la coxa vara, qui complique les luxations congénitales, en passant en revue les coxa vara symptomatiques.

Un *décollement épiphysaire traumatique* peut donner dans la suite une déformation de la tête fémorale, tout à fait semblable à la coxa vara essentielle.

Nous y avons déjà fait allusion, la question sera traitée avec tous les développements qu'elle comporte par le professeur Kirmisson.

La notion d'un traumatisme suffisant, l'absence de toute affection antérieure de la hanche, aideront à la reconnaître.

TRAITEMENT.

Le traitement de la coxa vara essentielle doit se proposer d'une part d'empêcher les déformations du col de se produire, et d'autre part lorsqu'elles se sont produites, de les corriger ou au moins de rendre leur action défectueuse sur la marche moins sensible.

Le chirurgien n'est guère appelé à empêcher les déformations de se produire. La lésion n'étant reconnue qu'après l'apparition de ces déformations.

Schanz seul croit avoir pu appliquer à la coxa vara un traitement préventif.

Nous en sommes donc réduit presque toujours à essayer d'empêcher les déformations de s'accroître. Nous avons à notre disposition, pour y arriver, un *traitement orthopédique* et un *traitement opératoire*, ce dernier *sanglant* ou *non sanglant*.

TRAITEMENT ORTHOPÉDIQUE. — Les moyens que nous emploierons pour ce traitement sont faciles à prévoir pour peu que l'on se souvienne que la coxa vara est provoquée par des causes statiques agissant sur un col ramolli.

Les causes statiques, marche et poids du corps, peuvent être éliminées par le repos au lit, et aussi par des appareils appropriés permettant la marche.

Le repos au lit sera surtout employé pendant les périodes aiguës qui viennent quelquefois couper l'évolution torpide de l'affection.

La traction continue en abduction, avec l'appareil classique, diachylom, corde, poulie et poids, rend alors de grands services.

Dès que la période douloureuse est passée ou que les douleurs sont atténuées, le repos au lit n'est plus nécessaire.

Le malade sera autorisé à marcher, en portant un appareil en plâtre ou en cuir fixant la hanche en abduction, et déchargeant l'articulation du poids du corps [1].

Les modèles de ces appareils sont nombreux. Un des plus

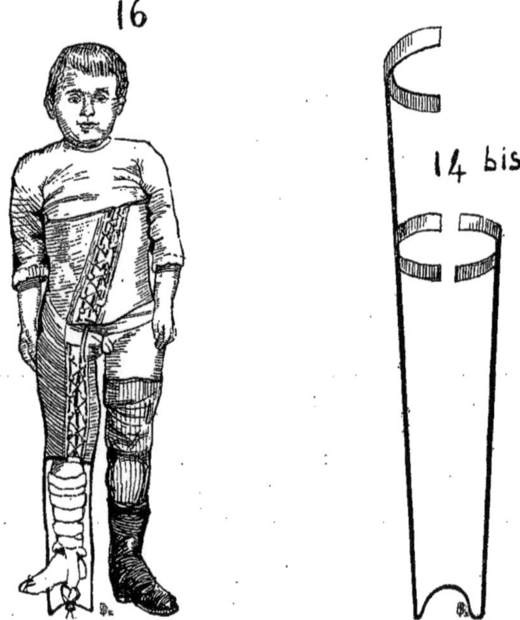

Fig. 13. — Appareil de marche déchargeant la hanche (en plâtre avec étrier).

Fig. 14. — Étrier en fer pour appareil de marche.

simples est l'appareil en plâtre avec étrier métallique passant sous la plante du pied (voir les modèles ci-contre) (fig. 13 et 14).

Ces appareils permettent aux malades de circuler tout en satisfaisant aux nécessités du traitement.

Du *massage* de tous les muscles périarticulaires, et plus particulièrement des fessiers, sera appliqué.

L'*électrisation faradique* et galvanique de ces mêmes muscles est également indiquée.

1. Remarquons qu'il est souvent difficile de faire accepter au début de la lésion l'immobilisation soit au lit, soit par des appareils, à cause de l'intensité peu considérable des symptômes douleur et claudication.

Enfin le malade *mobilisera* sa jointure dans la position couchée en exécutant de l'abduction, de la rotation interne, de la flexion. Cette gymnastique s'exécute avec le membre libre ou bien avec le membre alourdi par des poids qu'il entraîne tout en faisant les mouvements.

Cette *mécanothérapie* assouplit l'articulation, sauve ce qui reste de l'amplitude des mouvements, et arrive à l'accroître considérablement.

Dans les cas bilatéraux, pour augmenter l'abduction nous faisons porter pendant la nuit, au malade, des *écarte-cuisses gynéocologiques*, à écartement progressif.

Cet appareil est très efficace.

Des douches tièdes locales sur le pourtour de l'articulation ont également été recommandées.

Toutes ces mesures auront pour effet de soustraire le col à des déformations progressives, mais ne feront rien contre la cause première de la déformation du col, c'est-à-dire contre l'insuffisance de la région du cartilage épiphysaire.

Comme nous sommes réduit à des hypothèses sur la cause de cet affaiblissement, nous ne pouvons faire un *traitement pathogénique* basé sur des données réelles. On prescrira donc et souvent avec succès, les médicaments qui ont la prétention de fortifier le système osseux : tels que le phosphore, les phosphates, les arsenicaux, les préparations iodées.

Traitement opératoire : *Traitement opératoire sanglant*. — Lorsque les difformités sont devenues définitives, et qu'elles rendent le sujet impotent, la question d'un traitement opératoire se pose.

Ce dernier ne doit pas être employé trop tôt car l'évolution spontanée de la coxa vara nous a prouvé que malgré de grandes difformités la marche pouvait redevenir très satisfaisante.

L'indication opératoire devra donc être discutée dans chaque cas particulier.

Elle sera influencée par l'âge du sujet, par la marche de son affection, par le degré de l'impotence fonctionnelle et par la période de la maladie à laquelle il se trouve.

Le but du traitement opératoire est de faire disparaître les obstacles osseux au fonctionnement normal de la hanche.

Les premiers opérateurs (Muller, Kocher, Lauenstein), et les derniers (Frangenheim) ont pratiqué purement et simplement la résection de la tête fémorale.

Résection de la tête fémorale. — Cette opération compte encore des partisans et ses indications sont discutées par les auteurs.

Hofmeister veut la voir réservée aux cas les plus graves, dans lesquels l'articulation est ankylosée, et pour lesquels toute autre opération moins complète aurait peu de chance d'amener un résultat satisfaisant.

A la résection étendue, que faisaient les opérateurs que nous venons de citer, en enlevant la tête et le col dans sa totalité, ainsi que son insertion sur le grand trochanter on a substitué des opérations plus économiques.

Sprengel ne résèque que la tête et le col. Kocher a modifié l'opération de Sprengel en enlevant seulement la tête fémorale au niveau de la ligne épiphysaire sur laquelle elle a glissé. Le col est conservé dans sa totalité, mais il est modelé à la gouge et au maillet pour lui permettre d'entrer dans la cavité coty- loïde.

Sprengel conseille pour ces interventions une incision en L·

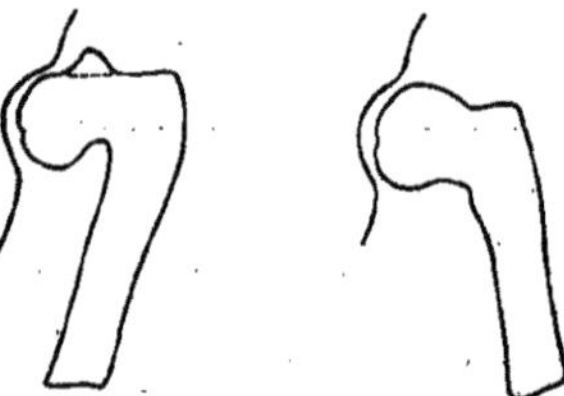

Fig. 15. — Modelage du col (Mikulicz).

renversé dont l'une des branches suit le bord externe du tenseur du fascia lata et l'autre la crête iliaque.

Cette incision permet de détacher les insertions supérieures des fessiers, ce qui facilite l'accès sur le col.

A côté des résections nous devons ranger les opérations dites de Mickulicz. Elles consistent à faire une incision des parties molles analogues à celles des résections. Mais une fois le col découvert on se borne à abraser les portions supérieures et antérieures du col qui gênent l'abduction et la flexion (fig. 15).

Mickulicz a employé 4 fois ce modelage du col avec des résultats satisfaisants.

Toutes ces opérations de résection présentent une certaine gravité. Hofmeister leur attribue une mortalité dé 7 p. 100.

Ostéotomie. — Bien plus fréquemment que des résections des ostéotomies ont été appliquées au traitement sanglant des coxa vara; elles portent soit sur le col, soit sur la région sous- trochantérienne.

Ces ostéotomies ont donc été soit *cervicales*, soit *sous-trochanté- riennes*.

Ostéotomies cervicales. — Les ostéotomies qui ont porté sur le col se subdivisent en nombreux procédés opératoires que nous nous bornerons à énumérer.

1. *Ostéotomie cunéiforme du col* (Kraske) (fig. 16).

2. *Ostéotomie linéaire du col* (Budinger) (fig. 17).

3. *Ostéotomie curviligne du col ou ostéotomie à charnière* (Codivilla) (fig. 18).

4. *Ostéotomie intertrochantérienne* (Hofmeister)[1] (fig. 19).

Les figures schématiques ci-jointes facilitent la compréhen-

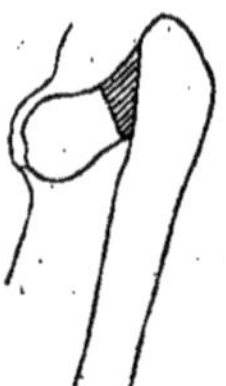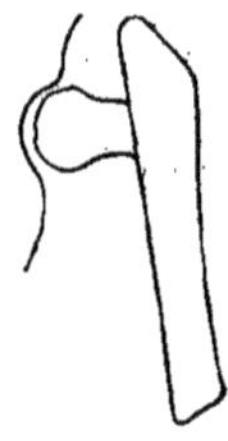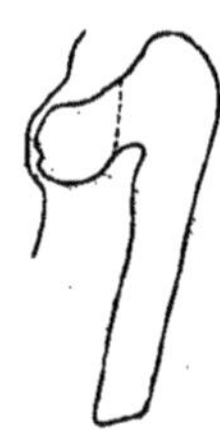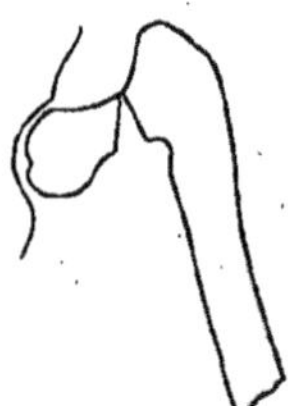

Fig. 16. — Ostéotomie cunéiforme du col
(Kraske).

Fig. 17. — Ostéotomie linéaire du col
(Budinger).

sion de ces modalités opératoires, elles sont empruntées en partie à Helbing.

Rappelons que c'est à l'occasion de l'ostéotomie curviligne du col, que notre regretté collègue Codivilla a employé pour la

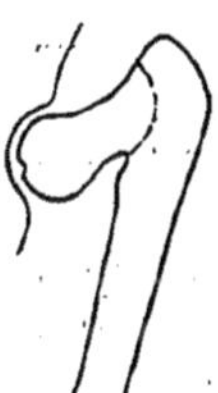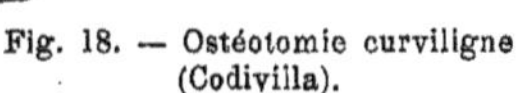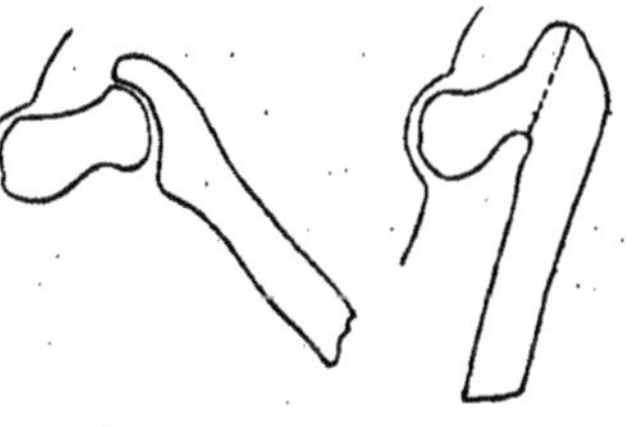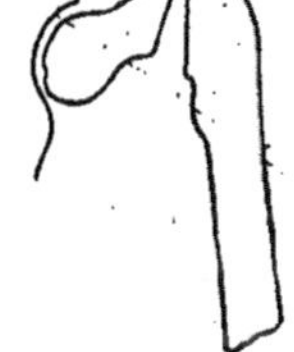

Fig. 18. — Ostéotomie curviligne
(Codivilla).

Fig. 19. — Ostéotomie intertrochantérienne (Hofmeister).

première fois l'extension continue par le clou. Le clou passait dans le cas particulier à travers le calcanéum.

Ostéotomies trochantériennes. — Les ostéotomies trochantériennes ont également suscité plusieurs procédés, dont les plus importants sont :

1. L'*ostéotomie sous-trochantérienne*, simple, transversale ou oblique préconisée par Hoffa, par Schanz, c'est l'opération la plus usitée (fig. 20).

1. Hofmeister a abandonné cette méthode et lui préfère l'*ostéotomie sous-trochantérienne cunéiforme.*

2. *L'ostéotomie sous-trochantérienne cunéiforme* (Hoffa, Hof-meister) (fig. 21).

- 3. *L'ostéotomie sous-trochantérienne avec transplantation du grand trochanter* (Keetley). Elle peut se décrire de la façon sui-vante : Ostéotomie sous-trochantérienne, CB, et ostéotomie, BA, détachant le grand trochanter par une section perpendicu-laire à la section transversale sous-trochantérienne.

La section diaphysaire sera mise en contact avec la section verticale BA de l'épiphyse dont on a détaché le grand trochanter. Le grand trochanter lui-même est suturé sur la diaphyse, tandis que la tranche sous-trochantérienne CB de l'épiphyse restera libre et deviendra oblique et regardera en dedans. (Il est facile de suivre cette description sur la figure ci-jointe) (fig. 22).

Manninger a simplifié ce procédé en se contentant de faire le

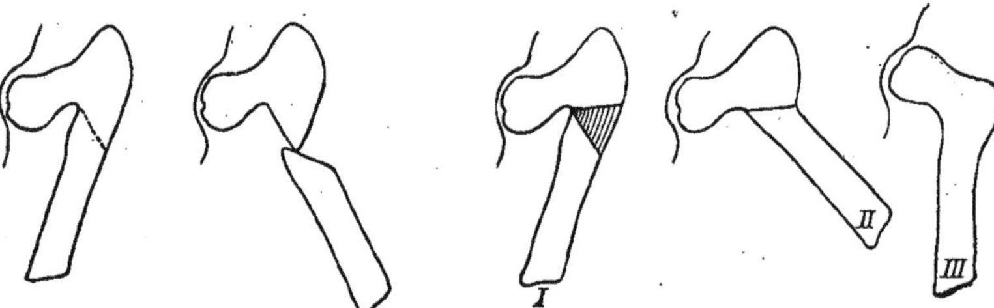

Fig. 20. — Ostéotomie sous-trochantérienne simple (Hoffa-Terrier).

Fig .21. — Ostéotomie sous-trochantérienne cunéiforme (Hoffa).

redressement forcé, puis de détacher le grand trochanter en lui conservant ses insertions musculaires et de le fixer plus bas sur la diaphyse (trochantérotomie myoplastique).

4. *L'ostéotomie par dédoublement vertical du grand trochanter* (opération de Bayer, de Prague).

Bayer appelle son opération ostéotomie en escalier du grand trochanter dans le plan transversal (Frontalebene). Le grand trochanter est sectionné à la gouge et au maillet verticalement en deux moitiés. La moitié antérieure, la plus mince, est laissée adhérente à la diaphyse tandis que la moitié postérieure, celle qui porte le col, est sectionnée transversalement à sa base, puis la diaphyse est mise en abduction (fig. 22 *bis*, 22 *ter*).

5. *Ablation du grand trochanter dans sa totalité et abduction forcée* (Frœlich et Weiss) dans les cas exceptionnels où le grand trochanter empêche l'abduction en buttant contre le bassin.

Si nous essayons de comparer entre elles les ostéotomies cer-vicales et les ostéotomies trochantériennes, nous reconnaissons tout d'abord que la section de l'os au niveau du col équivaut,

comme gravité, à une résection, l'opération étant presque toujours intra-articulaire.

De plus, nous pratiquons une section du col, dont nous con-
naissons le peu d'aptitude à la consolidation osseuse. La section
du col nous paraît donc déjà, *a priori*, une opération qui ne doit
être appliquée qu'avec réserve.

Les auteurs qui l'ont pratiquée, Kraske, Petersen, Nasse,
Gaudier, lui attribuent cependant quelques résultats satisfaisants.

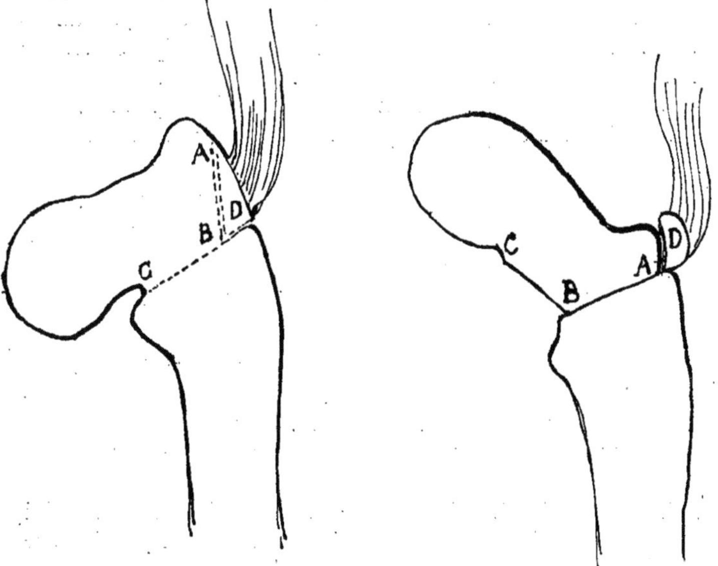

Fig. 22. — Ostéotomie sous-trochantérienne avec transplantation du grand trochanter.
(Keetley.)

D'autres furent moins heureux, et obtinrent des ankyloses
aussi gênantes que celles qui existaient avant l'opération.

Quoi qu'il en soit, lorsque la coxa vara nécessite une opération sanglante, nous pensons que l'ostéotomie sous-trochantérienne oblique est l'opération de choix. Nous ne voyons aucun
avantage au procédé de Keetley ni à celui de Bayer.

L'ostéotomie sous-trochantérienne linéaire ou cunéiforme
est d'une innocuité absolue, son exécution est extrèmement
facile, elle remplit toutes les indications que réclame la coxa
vara grave.

Elle corrige l'adduction et la rotation externe. La section du
col permet moins facilement ces corrections.

On a objecté à l'ostéotomie sous-trochantérienne qu'elle

corrige la difformité en la remplaçant par une autre difformité qui la compense. Cela est exact, mais cette difformité compensatrice est minime. De plus l'avantage de l'ostéotomie sous-trochantérienne sur les ostéotomies du col n'est pas seulement sa bénignité et sa facilité d'exécution, mais encore ce fait que la lésion ne peut plus s'aggraver comme après l'ostéotomie du col par l'ascension secondaire de la diaphyse. De plus, quand après la guérison opératoire on remet la jambe dans sa position normale, le grand trochanter s'éloigne du bassin entraînant l'insertion trochantérienne des fessiers, ce qui facilite l'action de ces muscles et améliore la marche dans de notables proportions.

Que l'on pratique l'une au l'autre de ces opérations, il est

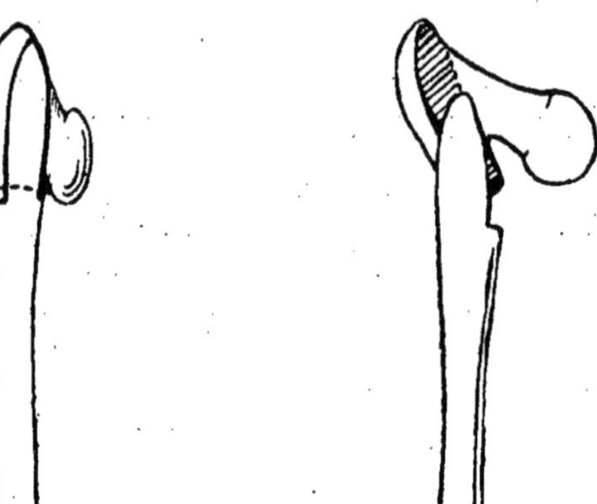

Fig. 22bis. — Ostéotomie verticale du grand trochanter. (Procédé de Bayer.) Fig. 22ter. — Ostéotomie verticale du grand trochanter. (Procédé de Bayer.)

nécessaire quelquefois de les faire précéder ou de les accompagner de la section ou de la déchirure des adducteurs raccourcis, qui s'opposent à l'abduction du membre malgré la section osseuse.

Traitement opératoire non sanglant : *Redressement forcé.* — Un des obstacles principaux à la correction de l'abduction et de la rotation externe, est la rétraction de la capsule et des ligaments, et celle des muscles. Le rôle des ligaments dans les attitudes vicieuses de la coxa vara a d'ailleurs été tout particulièrement étudié par von Bäyer.

Aussi a-t-on pensé que leur rupture ou leur allongement pouvait rendre des services dans le traitement de la coxa vara.

Sous le nom de *brisement forcé* Vulpius a exécuté cette intervention un certain nombre de fois.

Cette opération consiste, sous le chloroforme, à mettre de force le membre en abduction en déchirant ou en sectionnant les adducteurs et en rompant toutes les parties molles telles que les ligaments qui peuvent s'y opposer.

Lange, Gocht, pratiquent également cette intervention dans la coxa vara.

Guermonprez, de Lille, a employé un redressement forcé analogue.

Drehmann conseille, dans la coxa vara, de redresser les positions vicieuses de la façon suivante.

Le malade étant chloroformé, la jambe est mise :

1° en flexion à angle droit;

2° en abduction par rupture des adducteurs ;

3° enfin la jambe est placée en extension, abduction, et rotation interne et plâtrée dans cette position.

Après quelques semaines d'immobilisation, un traitement par le massage, l'électrisation, la mécanothérapie, achèvera la guérison.

Lorenz, de Vienne, s'est déclaré partisan de cette thérapeutique, mais il essaie d'y ajouter une véritable ostéoclasie du col. Pour lui, la coxa vara est un décollement épiphysaire mal consolidé, il lui applique le traitement qu'il a préconisé pour les fractures du col, c'est-à-dire l'abduction et la rotation interne, le genou étant fléchi.

Dans la coxa vara, avant de mettre la jambe dans cette position, il fait un redressement forcé, dans le but de décoller préalablement la tête fémorale.

Si la méthode du redressement forcé peut donner des résultats et la chose n'est pas douteuse, ce sera surtout en agissant sur les muscles et les ligaments et non pas sur le col fémoral lui-même.

Tout ce que l'on pourrait obtenir serait réellement, comme le dit Lorenz, une fracture du col.

Mais comment cette fracture se consolidera-t-elle? nous n'en savons rien, car il nous est impossible de guider les deux fragments pour les coapter.

Si le but du traitement était de rendre, coûte que coûte, à l'extrémité supérieure du fémur sa forme anatomique normale, il faudrait tout d'abord se rappeler que la coxa vara est constituée par un glissement de la tête fémorale, au niveau de son insertion sur le col. Une intervention portant sur l'articulation, décollant la tête, et la remettant à sa place après avoir rogné à la gouge et au maillet les excroissances surajoutées, constituerait donc une thérapeutique rationnelle et adéquate à la lésion.

Cette intervention ressemble à celle qui a été préconisée par Royal Wihtmann pour les fractures du col fémoral, il y ajoutait l'enclouage de la tête détachée. Les résultats qu'il a obtenus, quant à la mobilité articulaire, ont d'ailleurs été médiocres. Remarquons cependant que sur 17 observations recueillies dans sa thèse par un élève de Mauclaire, le Dr Mabille (Paris, 1912), il y aurait eu 13 résultats immédiats bons?

Ce traitement appliqué à la coxa vara est trop offensif, et n'est justifié ni par la gravité de l'affection elle-même qui s'amende toujours suffisamment, ni par les résultats fournis par les interventions sanglantes intra-articulaires qui ont presque toujours été mauvais dans leurs suites éloignées.

Les traitements orthopédiques : repos, extension continue en abduction, écarte-cuisses, appareil de marche, mécanothérapie, sont le traitement de choix, et amènent le malade jusqu'au moment de l'arrêt spontané de l'affection, sans trop grande déformation osseuse.

Si ce traitement n'a pas été employé, ou si malgré lui les déformations osseuses, les rétractions de la capsule articulaire, le raccourcissement des adducteurs, rend la marche par trop défectueuse, et entrave considérablement les mouvements, le redressement forcé, tel que l'emploie Vulpius et Drehmann, seront indiqués avec, dans des cas appropriés, l'ablation totale du grand trochanter, lorsque l'obstacle à l'abduction vient de ce dernier (Frœlich et Weiss).

Si, au contraire, les déformations osseuses sont très accentuées et si par elles-mêmes elles rendent toute amélioration de l'abduction du membre et du fonctionnement de l'articulation impossible, l'ostéotomie sous-trochantérienne fera disparaître l'adduction et la rotation externe et sera l'intervention sanglante de choix.

Toutes les autres interventions : résection, modelage du col et ostéotomie du col, nous semblent être des procédés d'exception, dont l'indication justifiée se posera bien rarement.

COXA VARA SYMPTOMATIQUE [1]

Dans l'étude des coxa vara symptomatiques nous sommes en présence d'un grand nombre de maladies du système osseux,

---

[1] Elles on fait l'objet d'une revue générale de Zesas, De la coxa vara dans ses rapports avec les maladies générales, *Zentralblatt für die Grenzgebiete, der Med. und Chir.*, 1904, Bd. 7, p. 833.

dans lesquelles l'affaissement du col fémoral n'est qu'un épiphénomène.

La plupart des coxa vara symptomatiques ont cependant un caractère commun, c'est que l'affaissement du col ne se fait pas dans le voisinage de la tête, mais est plus rapproché de la diaphyse. Ce sont des *coxa vara trochantériennes.*

Nous allons passer en revue un certain nombre d'entre elles.

Coxa vara congénitale.

La coxa vara congénitale, malgré sa rareté, est utile à connaître car elle persistera pendant toute la vie, et pourra, à l'occasion d'un examen de la hanche, pour toute autre lésion, prêter à confusion.

Kredel avait décrit la lésion en 1896, le Pr Kirmisson aborda la question en 1897, et en 1899 Mouchet et Audion publièrent en France le premier travail d'ensemble de cette malformation.

C'est surtout à Drehmann, que l'on doit le travail le plus complet sur la coxa vara congénitale.

Hoffa décrivit en 1905 la coxa vara congénitale sous le nom de *fissure congénitale du col,* parce qu'il pensait que la cause pouvait en être une fracture intra-utérine du col avec pseudarthrose consécutive.

Hoffa considérait comme caractéristique de l'affection la direction verticale du cartilage épiphysaire. (Voir les figures ci-jointes) (fig. 23 et fig. 24).

Ce cartilage, visible sous forme d'une ligne claire, est au contraire très oblique et presque horizontal, dans la coxa vara rachitique, et oblique également chez le sujet normal.

De plus, cette ligne épiphysaire dans la coxa vara congénitale est fortement reportée en dehors, se rapprochant de la diaphyse. Exceptionnellement elle est bifurquée et circonscrit un fragment triangulaire du col.

L'affection peut être unilatérale ou bilatérale, elle peut se rencontrer chez plusieurs enfants de la même famille (Ludloff, Drehmann).

Von Frisch[1], élève d'Eiselsberg, publia un cas de coxa vara congénitale qu'il attribua à l'absence d'ossification du col et à la persistance du cartilage par suite de malformation primitive du germe. Bosse en fait une chondrodystrophie congénitale.

Ludloff, dans une observation de coxa vara congénitale, avec

1. Von Frisch, Ein Fall von coxa vara congenita, *Wiener klin. Wochenschrift,* 1908, n° 39.

ligne épiphysaire fortement reportée en dehors, enleva ce cartilage par ostéotomie cunéiforme du col et conclut de son examen
qu'il s'agissait d'un cartilage épiphysaire normal mais simplement déplacé.

Hoffa, au contraire, avait conclu de l'examen microscopique
d'un de ses cas, qu'il s'agissait de cartilage banal transformé
partiellement en cartilage fibreux.

Drehmann, se basant sur cette constatation, rejette l'idée que

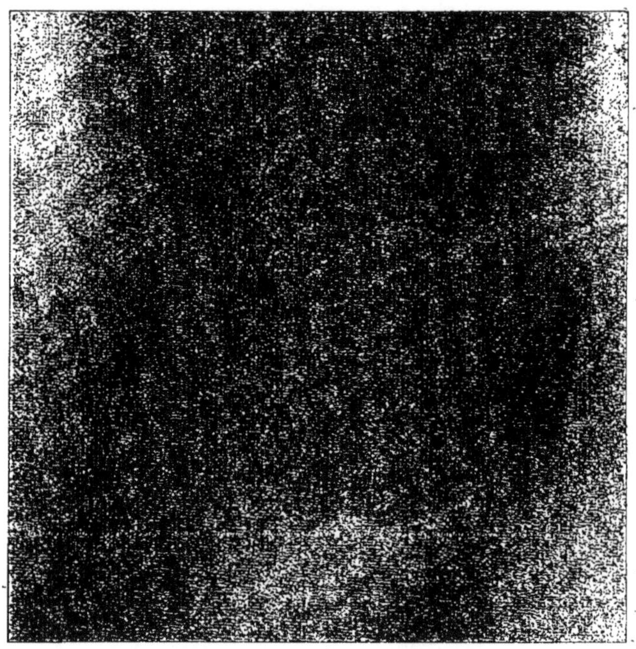

Fig. 23. — Coxa vara congénitale (Frœlich).

la ligne claire verticale, que l'on aperçoit dans le col, est le cartilage épiphysaire déplacé, et il admet avec Reiner que l'on
est en présence d'une ébauche d'arrêt de développement de la
partie supérieure du fémur.

Drehmann a pu observer, et Joachimsthal avec lui, de jeunes
enfants chez lesquels, à la radiographie, il semblait exister
encore à deux ans une absence totale de la tête et de la partie
supérieure du fémur. Quelques mois plus tard, un rudiment de
tête fémorale apparaît dans la cavité cotyloïde. Puis l'on aperçoit une portion ossifiée du côté des trochanters. Quelques

années après la tête et le col apparaissent en entier, mais sous forme de coxa vara très prononcée.

Drehmann pense que ces observations, dans lesquelles on peut suivre d'une façon continue l'aboutissement de l'absence de la partie supérieure du fémur à la coxa vara congénitale, sont une preuve certaine que cette malformation du col est bien due à un arrêt de développement de l'extrémité supérieure du fémur.

Chaque fois que dans la coxa vara congénitale on constate à la radiographie une zone verticale claire très rapprochée des trochanters, il ne s'agit pas là du cartilage épiphysaire déplacé, mais bien de la preuve d'un arrêt de développement.

L'hypothèse défendue par Drehmann est intéressante et à ce titre; il y avait lieu d'y insister.

Dans un cas de malformations congénitales multiples, nous

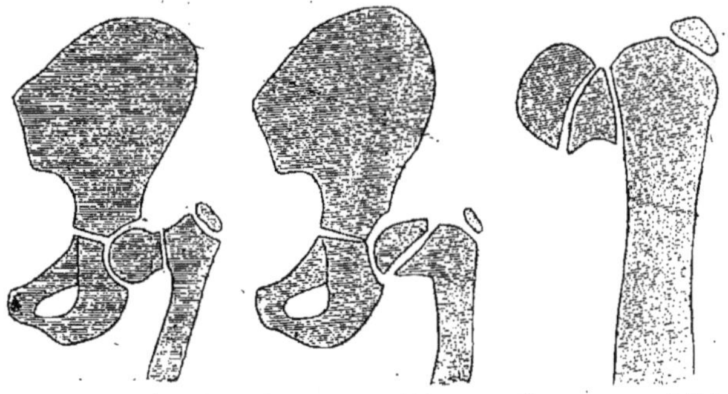

Fig. 24. — D'après Drehmann.

avons constaté une coxa vara congénitale typique d'un côté et une luxation congénitale de l'autre.

Nous en reproduisons ci-joint la radiographie (fig. 23).

Une autre hypothèse a été émise, qui rattache la coxa vara congénitale à la luxation congénitale de la hanche.

Bien des auteurs vivent encore sur cette erreur, que la luxation congénitale de la hanche est souvent accompagnée primitivement de coxa vara.

Il n'en est rien. Frœlich dès 1900, dans une étude radiographique de la luxation congénitale, chez des jeunes sujets, a montré que le col était normal, que l'affaissement du col est rare et ne se voit que chez des sujets âgés.

Spitzy a confirmé, dans un rapport très documenté, ces faits. (Congrès allemand d'Orthopédie, 1909.)

La coxa vara consécutive à la réduction de la luxation congénitale, est d'origine toute différente, nous y reviendrons.

Les symptômes de la coxa vara congénitale sont tout à fait analogues à ceux de la luxation congénitale.

On ne la reconnaît que lorsque les enfants marchent.

L'élévation du grand trochanter et la présence de la tête fémorale dans le triangle de Scarpa permettent de la diagnostiquer. La radiographie viendra préciser le diagnostic en montrant les particularités que nous avons déjà signalées. Situation et direction de la ligne claire épiphysaire.

La tête arrondie comme une bille et le col court donneront dans la coxa vara congénitale l'apparence d'une implantation presque immédiate de la tête sur la diaphyse.

Le pronostic est variable. La faiblesse du col persiste pendant plusieurs années, pendant lesquelles il y a lieu d'appliquer un traitement orthopédique analogue à celui que nous avons étudié dans la coxa vara essentielle.

La marche devient généralement satisfaisante avec persistance d'une légère claudication ou d'un léger balancement.

Coxa vara rachitique.

La coxa vara rachitique est une des déformations du col les plus fréquentes. Néanmoins, proportionnellement au grand nombre de rachitiques, sa fréquence est minime. Blanchard[1] sur 1000 enfants rachitiques aurait rencontré 32 cas de coxa vara.

Elle se rencontre chez les petits enfants et elle a souvent été confondue avec la coxa vara congénitale.

L'image radiographique du col, très particulière, dans laquelle on voit la ligne épiphysaire, presque horizontale et dirigée de haut en bas et de dehors en dedans, est tout à fait caractéristique.

Le plus souvent il existe d'autres signes de rachitisme qui facilitent considérablement le diagnostic.

Il est nécessaire de noter que le dandinement dont sont affectés un très grand nombre d'enfants rachitiques n'est pas dû à la coxa vara, mais bien à la courbure à convexité externe de la partie supérieure de la diaphyse fémorale.

Ces cas ne doivent pas être qualifiés de coxa vara.

Dans leurs examens pratiqués sur des squelettes rachitiques des Musées anatomiques de Vienne, de Berlin, de Paris (Musée Dupuytren), Albert, Joachimsthal, et Charpentier) n'ont trouvé que des affaissements du col allant jusqu'à l'angle droit.

1. Blanchard W., Coxa vara, *Ann. Journ. of orth. Surg.*, VIII, 1, 1911.

Nous avons rencontré plusieurs fois chez des enfants atteints de coxa vara rachitique, des abaissements à angle aigu (fig. 26). De belles radiographies concernant cette variété ont été publiées par Pellesohn.

- Il est probable que l'affaissement du col peut se redresser partiellement comme les autres difformités rachitiques.

Nous avons eu l'occasion de suivre pendant huit ans un petit garçon atteint de coxa vara rachitique double, chez lequel un

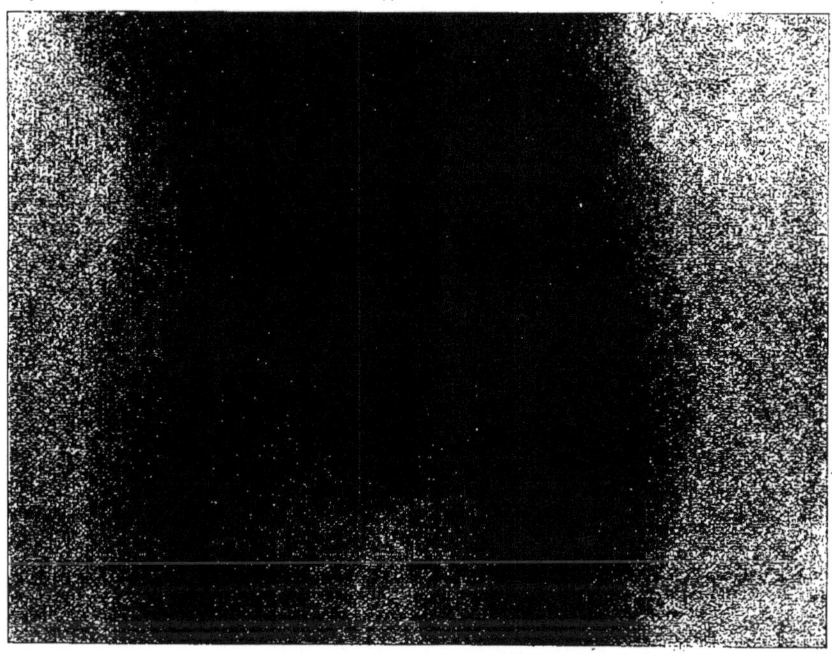

Fig. 25. — Coxa vara rachitique (Frœlich).

angle d'inclinaison de 60° s'est petit à petit redressé, sous l'influence de l'âge et du traitement, jusqu'à 90° et chez lequel la marche n'est plus que très peu oscillante.

Le traitement que nous avons employé et qui peut servir dans tous les cas analogues, a consisté à modérer le temps consacré à la marche et à la station debout, au massage des muscles fessiers, et à faire des exercices d'abduction.

Pendant la nuit, l'enfant portait un écarte-cuisses à écartement progressif et dans la journée il se mettait à cheval les jambes en abduction sur un chevalet analogue à ceux dont nous nous servons dans les semaines qui suivent la réduction de la luxation congénitale de la hanche après l'ablation du plâtre.

Si l'abduction était très gênée, l'ostéotomie sous-trochantérienne oblique serait indiquée, ou même l'ostéotomie curviligne de Codivilla, à laquelle Galeazzi a eu recours 8 fois chez des enfants rachitiques.

Remarquons que dans ces cas particuliers cette dernière opération a des indications plus formelles puisque la lésion dans le rachitisme est surtout trochantérienne.

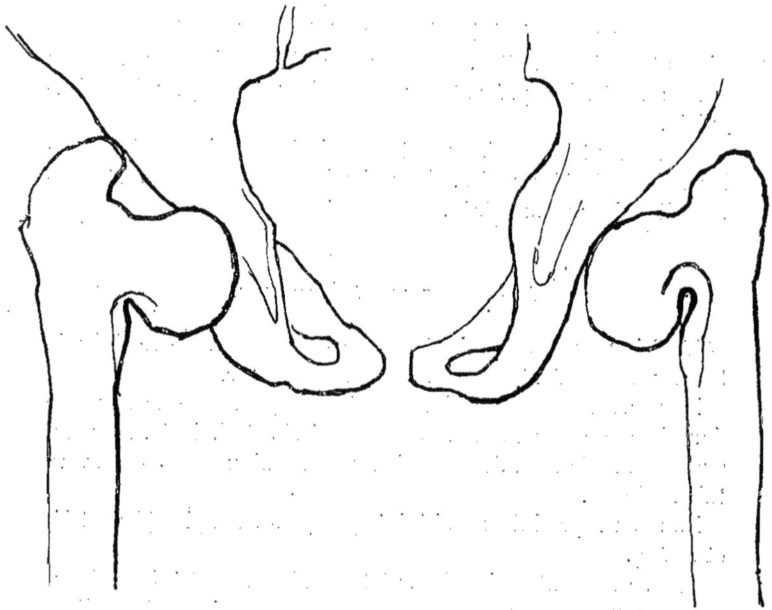

Fig. 26. — Coxa vara double rachitique (d'après radiographie Frœlich).

COXA VARA OSTÉOMALACIQUE.

C'est à Hofmeister que nous devons la description du premier cas de coxa vara, occasionné par l'ostéomalacie généralisée.

A côté de nombreuses lésions ostéomalaciques du bassin, l'auteur trouva une flexion du col, une ascension du grand trochanter, et une abolition de l'abduction et de la rotation interne. Il s'agissait d'une multipare de trente-cinq ans.

Une observation de Anschütz, cité par Hofmeister, concernait une jeune fille de dix-sept ans, la lésion était bilatérale. La castration aurait amené une certaine amélioration de la coxa vara et des autres symptômes d'ostéomalacie.

D'autres cas furent publiés par Alsberg, Albert, et Joachimsthal.

L'importance de la coxa vara et son traitement présentent dans l'ostéomalacie un intérêt tout à fait secondaire, étant donnée la gravité de la maladie générale.

COXA VARA INFLAMMATOIRES.

Les coxa vara d'origine inflammatoire sont pratiquement les plus utiles à connaître, parce que le diagnostic avec les coxa vara essentielles présente quelquefois d'assez grandes difficultés.

On rencontre l'affaissement du col fémoral dans la tuberculose, dans l'ostéomyélite, dans l'arthrite déformante, et dans l'ostéite fibreuse localisée.

A. — Coxa vara tuberculeuse.

L'affaissement du col fémoral est loin d'être rare dans la tuberculose de l'extrémité supérieure du fémur.

Nous avons eu l'occasion de décrire une forme de coxalgie dans laquelle le col et la tête sont épaissis et abaissés. Nous lui avons donné le nom de coxalgie hypertrophique ou de coxa vara tuberculeuse.

Nous en reproduisons ci-joint quelques exemples (fig. 26 *bis* et 26 *ter*).

Elle se rencontre chez les sujets manifestement tuberculeux, chez lesquels la dermo-réaction et l'injection à la tuberculine, ont montré la nature tuberculeuse de la lésion de la hanche.

Cette lésion peut coexister avec d'autres localisations bacillaires. La durée de l'affection est de deux à trois années, la guérison survient fréquemment avec une limitation plus ou moins grande des mouvements dans lesquels la flexion existe presque toujours.

D'autres fois, l'arthrite après avoir évolué pendant un certain temps d'une façon bénigne, sans jamais avoir montré à la radiographie de tubercules dans le fémur, s'aggrave, des foyers tuberculeux apparaissent dans la tête et le col. L'articulation finit par être envahie, comme dans la figure ci-jointe, et une coxalgie grave s'établit (fig. 26 *quater*).

La flexion du col a pour siège principalement la région trochantérienne.

Le traitement de la coxa vara tuberculeuse doit être celui de la coxalgie. Nous n'y insisterons pas. Nous ferons cependant remarquer qu'il s'agit dans la majorité des cas d'une coxalgie

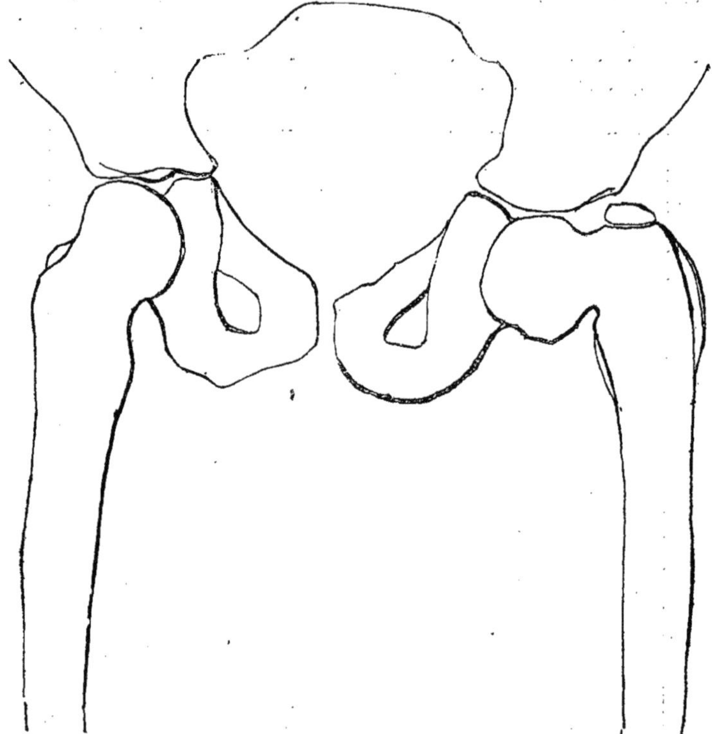

Fig. 26 *bis*. — Coxa vara tuberculeuse (d'après radiographie Frœlich).

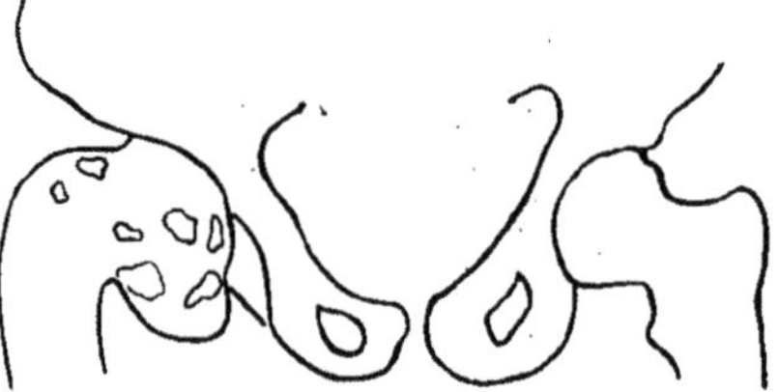

Fig. 26 *ter*. — Coxa vara tuberculeuse (Frœlich).

bénigne, ne se transformant qu'exceptionnellement en coxalgie grave.

Une autre forme de coxa vara tuberculeuse, est celle dans laquelle la radiographie montre, dès le début de la maladie, un foyer tuberculeux au centre du col. Mais le sujet qui en est por-

téur, se défend bien, localement, contre l'envahissement bacil-
laire. L'articulation est indemne, le tubercule reste isolé, le col
seul devient mou, et s'incurve lentement ou brusquement vers
en bas, en donnant la déformation typique de la coxa vara.

Des faits de cette catégorie ont été publiés par Kocher, par
Althof, par Hofmeister, par Waldenström.

Lévy[1], de Breslau, a publié également des observations dans

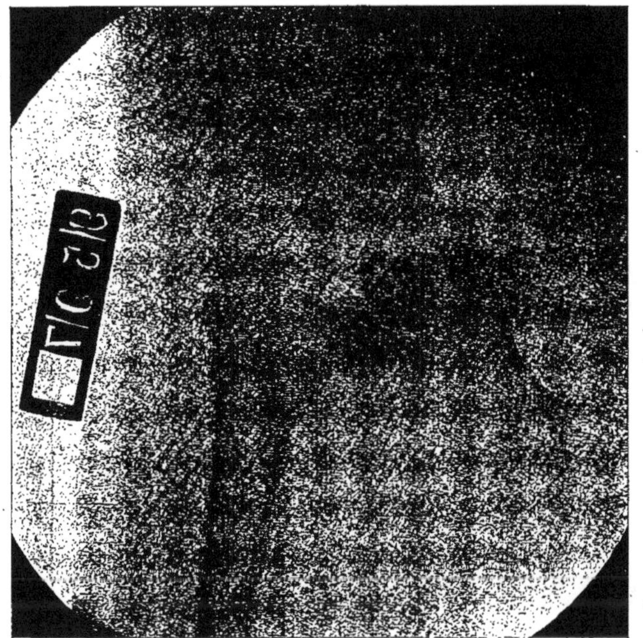

Fig. 26 *quater.* — Coxa vara tuberculeuse (Frœlich).

lesquelles sur une coxa vara préexistante des lésions tuberculeuses se sont greffées. Chez un sujet tuberculeux d'ailleurs,
un léger décollement épiphysaire peut se compliquer d'une
tuberculose du col.

Bally dans un cas de coxa vara tuberculeuse a réséqué la tête
fémorale et trouvé, comme cause de l'affaissement du col, un
tubercule unique siégeant à la limite entre le col et le cartilage
épiphysaire[2].

1. Lévy, Beiträge zur Frage der Coxitis, Coxa vara und sogenannter Arthritis deformans, *Deutsche Zeitschrift. f. Ch.*, 1911, Bd. CIX.
2. Nous avons étudié précédemment le diagnostic différentiel entre la coxa
vara essentielle et la coxa vara tuberculeuse.

B. — *Coxa vara ostéomyélitique.*

Chez un sujet atteint d'ostéomyélite aiguë suppurée de croissance en un point quelconque du système osseux, on peut voir
se produire à la hanche une inflammation larvée, amenant un

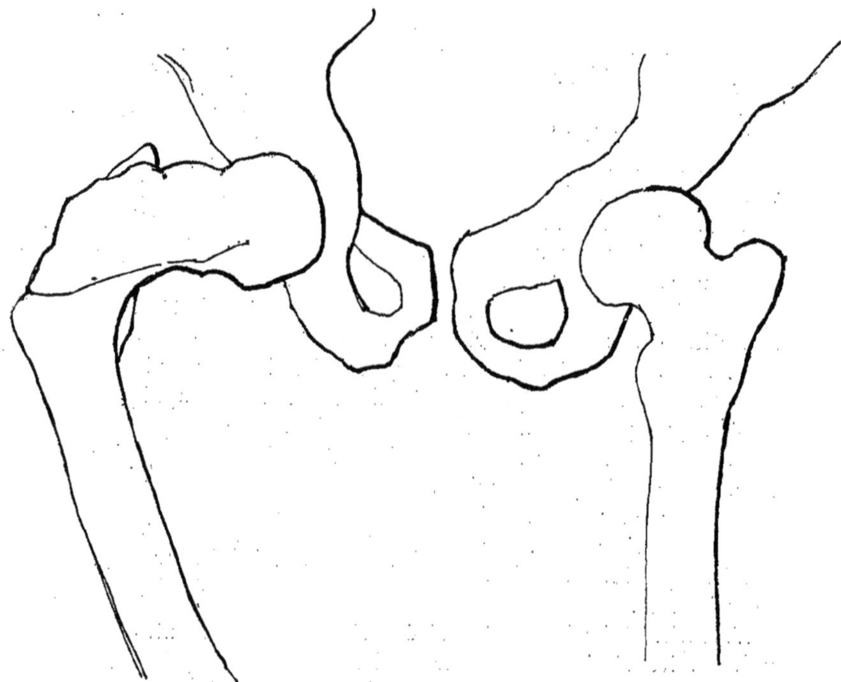

Fig. 27. — Coxa vara ostéomyélitique (d'après radiograghie Frœlich).

ramollissement du col et un affaissement dans le sens de la coxa
vara.

Cette ostéomyélite larvée peut aussi se manifester comme
lésion primitive et isolée à la hanche.

Nous en avons rapporté un exemple au Congrès allemand
d'Orthopédie en 1903 nous en reproduisons l'image radiographique (fig. 27.

Savariaud, à la Société de Chirurgie, le 12 juin 1912, a
présenté une observation identique de coxa vara ostéomyélitique.

Dans les archives de notre service, nous conservons aussi
deux faits d'*ostéoarthrite pneumococcique* du nourrisson, dans

lesquels, après suppuration, le col fémoral s'incurva en faisant un angle droit avec la diaphyse. Des cas analogues ont été publiés par Drehmann, par Preiser.

C. — Coxa vara dans l'arthrite déformante.

L'arthrite déformante ou arthrite sèche peut également produire de l'abaissement du col fémoral et un aspect radiographique et anatomique semblable à celui de la coxa vara.

Charpentier et Kirmisson concluent de leurs recherches au Musée Dupuytren que c'est dans les pièces d'arthrite sèche qu'ils trouvent le plus de ressemblance avec la coxa vara.

Les déformations occasionnées par l'arthrite sèche, dans la vieillesse (Morbus Coxae senilis), sont bien connus. Les saillies en forme d'excroissance de la tête fémorale, certaines portions du col détruites par usure, peuvent donner à l'épiphyse supérieure une apparence analogue à la coxa vara.

Les inégalités observées à la limite du col et de la tête, les stalactites osseuses du pourtour de la cavité cotyloïde, l'agrandissement de cette dernière, les corps mobiles intra-articulaires fréquents sont des signes anatomiques et radiographiques existant presque toujours dans cette affection.

L'arthrite sèche se rencontre également, mais beaucoup plus rarement, chez les jeunes sujets.

Freiberg en a publié deux cas chez des adolescents de quatorze et vingt-deux ans, chez qui des coxa vara typiques s'étaient produites, mais sa description n'est pas absolument convaincante.

L'arthrite sèche juvénile a été étudiée tout récemment, dans un mémoire très important, par Wollenberg.

Elle a des symptômes cliniques qui ressemblent à ceux de la coxa vara.

Nous renvoyons pour le diagnostic différentiel à ce que nous avons déjà dit sur ce sujet dans la coxa vara essentielle.

Lévy, de Breslau (*loc. cit.*), essaie de démontrer que ce que l'on décrit sous le nom d'arthrite déformante juvénile est une lésion spéciale qui a son siège au niveau du cartilage épiphysaire et ressemble à la coxa vara. Il voudrait qu'on appelât cette affection coxa vara capitalis, la tête fémorale finissant par disparaître partiellement.

Il semble bien que les cas de Lévy rentrent dans la catégorie des coxalgies sèches bénignes que nous avons décrites, et que Kirmisson avait déjà fait connaître sous le nom de coxalgies frustes.

D. — *Coxa vara dans l'ostéite fibreuse.*

L'ostéite fibreuse décrite par Reklinghausen, et dont il existe peu d'exemples tout à fait hors de conteste, peut occasionner un ramollissement général du système osseux, ou bien un ramollissement localisé avec augmentation de volume de l'épiphyse ou

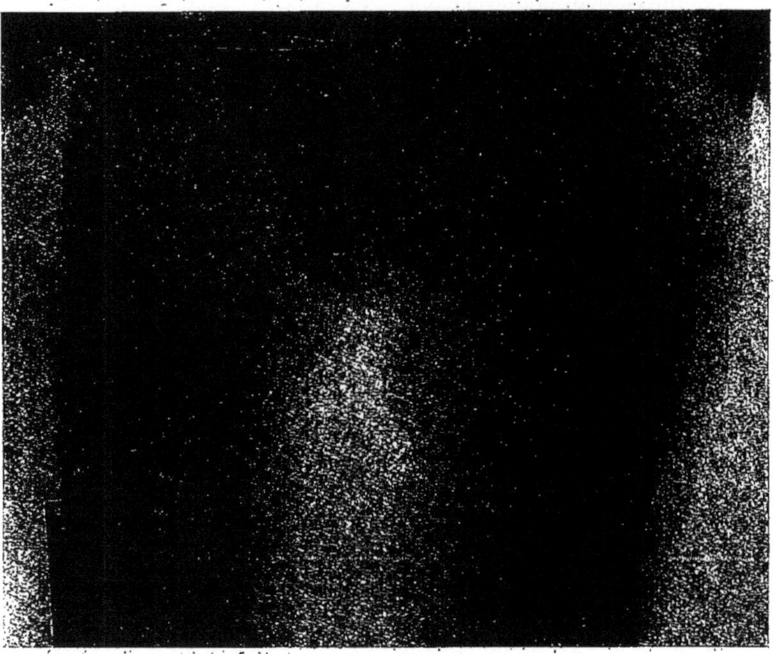

Fig. 28. — Coxa vara dans l'ostéite fibreuse (Frœlich).

de la diaphyse frappée. On y rencontre quelquefois des productions kystiques.

Von Bruns dans son travail sur la coxa vara, en reproduit un cas tout à fait remarquable, avec nombreuses figures.

Il est très difficile cependant d'attribuer le nom de coxa vara à la lésion figurée dans la radiographie de von Bruns, l'incurvation du fémur siégeant uniquement dans la région sous-trochantérienne.

Nous reproduisons ci-joint une radiographie d'incurvation du col et non de la diaphyse dans une ostéite fibreuse chez un enfant de quatre ans (fig. 28).

Dans les cas d'ostéite fibreuse tout à fait localisée, surtout celle à forme kystique, l'évidement à la gouge et le plombage ont donné de bons résultats.

Coxa vara par insuffisance
des glandes a sécrétion interne.

Pour être complet nous devons signaler les affaissements du col fémoral rencontrés en même temps que l'absence du corps thyroïde et ceux qui accompagnent l'obésité et l'ectopie testiculaire.

Nous devrions donc décrire une coxa vara symptomatique de l'absence ou de l'insuffisance des glandes à sécrétion interne, glande thyroïde, testicule, thymus, hypophyse.

Nous venons d'observer un acromégalique de quarante-cinq ans, père de deux enfants tout à fait normaux et chez qui il existait, outre les signes classiques, une déformation des deux genoux et en plus une coxa vara trochantérienne des deux hanches qui rendait la marche très pénible.

Nous nous contenterons d'appeler en passant l'attention sur ces faits, des recherches ultérieures seules, seront capables d'infirmer ou de confirmer les relations entre les glandes à sécrétion interne et les déformations de la hanche.

Coxa vara dans les maladies nerveuses.

A l'exemple de von Bruns bornons-nous à signaler un fait de coxa vara rencontré dans la syringomyélie. S'il ne s'agissait pas d'une simple coïncidence, il est probable que la pathogénie de cet affaissement du col serait semblable à celle des incurvations de la colonne vertébrale rencontrées dans la même affection. Des déformations identiques ont été reproduites par Charcot et rencontrées dans les arthropathies tabétiques de la hanche (*Nouvelle Iconographie de la Salpêtrière*, 1892).

Coxa vara consécutive a la réduction
de la luxation congénitale de la hanche.

Les incurvations du col fémoral sont assez fréquentes après la réduction de la luxation congénitale de la hanche, surtout chez les sujets un peu âgés.

Dans un rapport, présenté au Congrès allemand d'Orthopédie en 1909, nous avons étudié la question.

Personnellement, sur 380 cas, nous avions observé 6 faits de coxa vara (fig. 29, 30 et 31).

Horwath en avait recueilli 12 sur 120 opérations.

Fig. 29. — Coxa vara après réduction de luxation congénitale (radiographie Frœlich).

Fig. 30. — Coxa vara après réduction de luxation congénitale (radiographie Frœlich).

Redard, Curtillet, Nové-Josserand, en avaient également publié quelque cas.

Des causes multiples semblent donner naissance à cette malformation de la tête et du col fémoral. D'une part le *traumatisme opératoire* peut occasionner une fissure incomplète du col, comme il peut occasionner de véritables fractures.

D'autre part la *longue immobilisation* dans le plâtre affaiblit le col, le décalcifie, et le rend malléable.

Quand on place les luxations âgées dans la deuxième position, c'est-à-dire en rotation interne, tout en diminuant l'abduction, le col cède et s'incurve et donne une coxa vara.

Enfin une dernière cause de la difformité est *une sorte d'ostéoporose* qui apparaît de nombreux mois après la réduction, alors que la guérison semblait assurée d'une façon complète. Cette ostéoporose, dont nous possédons plusieurs exemplaires radiographiques, se manifeste cliniquement par une gêne de l'abduction, par de la boiterie et par quelques douleurs.

Sur l'image radiographique, le col et la tête sont informes,

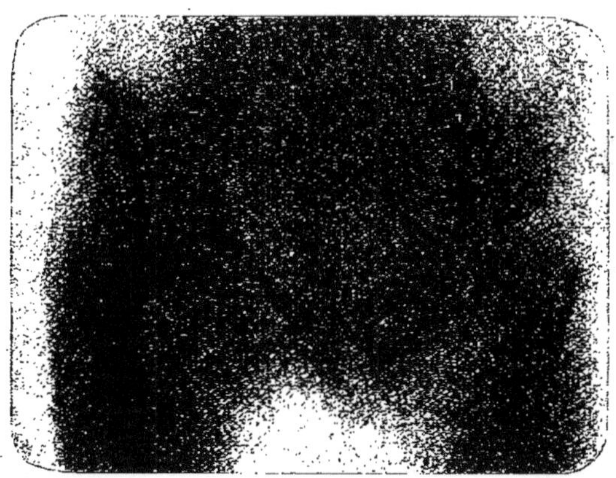

Fig. 31. — Coxa vara après réduction de luxation congénitale (radiographie Frœlich.

comme soufflés, ils sont parsemés de taches claires, entourées, de tissu plus dense, l'ensemble a l'aspect d'un tissu réticulé à mailles grossières. Cette lésion ressemble à de l'ostéite fibreuse, ou encore à de l'*ostéomalacie sénile* (cette dernière a d'ailleurs aussi été accusée de donner naissance à de la coxa vara) (von Bruns). Von Bruns l'appelle coxa vara par ostéoporose sénile.

Enfin une dernière cause de la coxa vara consécutive au traitement non sanglant de la luxation congénitale de la hanche est une usure *de la partie supérieure de la tête* fémorale, par ses frottements contre le fond de la cavité cotyloïde.

Celle-ci étant composée de tissus denses, tandis que la tête fémorale est friable (Lange), cette usure de la portion supérieure de la tête fémorale donne une apparence de coxa vara sur l'image radiographique.

Le traitement habituel de la coxa vara, c'est-à-dire le repos, l'abduction permanente, et les manœuvres orthopédiques, nous ont donné de bons résultats dans cette affection, dont la durée est de un an à dix-huit mois.

Coxa vara traumatique.

Une fracture du col vicieusement consolidée donne naissance,

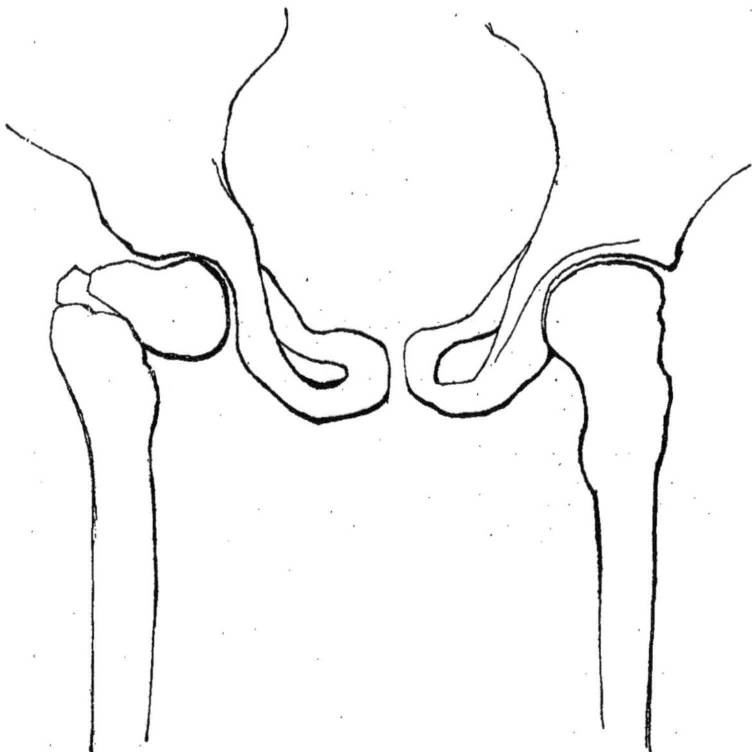

Fig. 32. — Coxa vara traumatique, 10 ans, fracture du col (d'après radiographie Frœlich).

après sa guérison, à un abaissement du col fémoral et à une élévation du grand trochanter, c'est-à-dire à une coxa vara (fig. 32).

Lorsque le trait de fracture siège vers la base du col il y a coxa vara trochantérienne, mais le trait de fracture peut couper le col dans son milieu, ou même se bifurquer, enfin ce trait de fracture peut être juxta-épiphysaire.

Si cette éventualité se produit chez un adolescent, le décollement épiphysaire, après sa consolidation partielle, présentera

un aspect radiographique et un syndrome clinique très semblable à ceux de la coxa vara essentielle.

.Ces aspects ont été étudiés, dans un travail présenté à la
Société de Chirurgie en 1912 par M. Hamant et Worms et établis
avec des éléments en partie pris dans notre service.

E. Schwartz, Brun, Barnsby et Tillaye, Ombrédane en ont
publié des observations en France ; elles sont d'ailleurs légion.

Schmidt rapporte quelques faits qui tendraient à prouver
que des contusions de la hanche peuvent retentir sur le cartilage épiphysaire, et provoquer dans la suite soit une coxa vara,
soit une arthrite déformante.

Les rapports qui peuvent exister entre ces produits d'un traumatisme et la coxa vara essentielle qu'ils simulent, font l'objet
du rapport de M. le Pr Kirmisson.

CONCLUSIONS.

Les conclusions de notre travail peuvent se résumer d'une
façon très succincte.

La coxa vara, coxa vara des adolescents ou coxa vara statique,
est une affection assez rare de la hanche survenant au moment
de la puberté. Elle est caractérisée anatomiquement par un
glissement vers en bas et en arrière de la tête fémorale au
niveau de son cartilage épiphysaire.

Cliniquement, elle est caractérisée par de la claudication par
de l'adduction et de la rotation externe.

Ces faits sont établis par l'examen des pièces anatomiques de
Muller, l'inventeur de la maladie, de Kocher et de Hofmeister
que l'on peut appeler les fondateurs de l'entité morbide nouvelle.
Le siège épiphysaire de la lésion a de nouveau été démontré par
les résections de Frangenheim et les travaux de Drehmann.
Mais dans l'intervalle nos notions sur la nature de la coxa
vara avaient été altérées par un grand nombre d'auteurs, qui dans
la tuberculose, dans l'ostéomyélite, dans des malformations
congénitales, dans le rachitisme, dans l'ostéite fibreuse, dans
l'arthrite sèche, dans les fractures du col, avaient découvert, à
tout âge, des incurvations du col fémoral simulant la coxa vara.
Ces incurvations symptomatiques sont d'ailleurs très fréquentes
et dans la proportion de 42 contre 5 coxa vara essentielles.

L'on avait essayé de conclure de ces faits qu'il n'existait pas
de coxa vara essentielle mais uniquement des coxa vara symptomatiques.

Mais l'étude des pièces anatomiques ainsi que l'étude radiographique, ont montré que chez les adolescents le siège de la lésion était près de la tête fémorale et constituait une *coxa vara cervicale*. Dans tous les autres cas d'incurvation, celles qui surviennent à tout âge, l'affaissement du col se produit dans le voisinage du grand trochanter, et constitue une *coxa vara trochantérienne*. Ces constatations anatomiques et cliniques ont permis de reconstituer la coxa vara essentielle, telle que l'avaient vue et décrite les premiers auteurs.

Cette coxa vara essentielle est la conséquence de la surcharge au moment de l'adolescence, d'un col fémoral ou plutôt d'un cartilage épiphysaire insuffisant.

La cause de cette insuffisance n'est pas encore établie d'une façon certaine, elle pourrait être d'origine infectieuse.

Les effets de la surcharge sont quelquefois accélérés par un trauma plus ou moins violent, et l'on a pu parler de fracture spontanée.

La lésion évolue pendant un, deux ou trois ans.

Troubles fonctionnels et affaissement du col augmentent, puis vient un temps d'arrêt. Enfin spontanément, une régression des difficultés de la marche et une augmentation de l'amplitude des mouvements surviennent.

Le repos, la décharge de l'articulation, le massage, la mécanothérapie, ont des effets très utiles dans le cours de l'évolution du mal.

Pendant la période d'état, des redressements forcés (procédés de Vulpius ou de Drehmann) amélioreront considérablement la situation.

Quand les difformités osseuses sont définitives, et entravent beaucoup la marche, une ostéotomie sous-trochantérienne pourra y remédier.

Le modelage du col et de la tête et les résections ne seront qu'exceptionnellement indiqués.

Les coxa vara symptomatiques sont des lésions généralisées à tout le col, quelquefois à tout le système osseux, qui n'ont avec la coxa vara des adolescents, que des rapports lointains. Mais il est utile de les connaître pour les rapporter à leurs véritables causes, congénitale, rachitique, tuberculeuse, ostéomyélitique, ostéomalacique, ou traumatique, et les différencier de la coxa vara des adolescents.

BIBLIOGRAPHIE

ALSBERG. — Anatomische und klinische Betrachtungen über Coxa vara, *Zeitschrift für orthop. Chirurgie*, Bd. VI, 1899.
ALBERT. — *Zur Lehre von der sogenannten Çoxa vara und Coxa valga*, Wien, 1899, A. Hölder, éditeur.

Althoff. — Neun Fälle von Coxa vara, *Dissert.*, Kiel, 1903.

P. Bade. — Die Gefahren der subtrochanteren Osteotomie, *Z. f. orth. Chirurgie*, 1910, Bd. XXV.

Broca. — Voir Poiffaut.

Barnsby et Tillaye. — Coxa vara traumatique consécutive à une fracture méconnue du col du fémur, *Revue d'Orthopédie*, 1908, p. 85.

Borchard. — Etiologie de la coxa vara, *Congrès allemand d'Orthopédie*, 1903.

Bosse (Berlin). — Ueber Coxa vara adnata chondrodystrophica, *Archiv f. klin. Ch.*, 1907, Bd. LXXXI.

Brun. — *Revue d'Orth.*, 1898 et 1899, p. 221.

Von Bayer. — Die Bedeutung des Bandesapparates am Hüftgelenk für die Mechanik der Coxa vara, *Z. f. orth. Chir.*, Bd. XXI, 1908.

Dr Carl Bayer (Prag.). — Treppenformige Osteotomie des trochanter major in frontaler Ebene bei Coxa vara traumatica, *Zentralblatt f. Orthopedie*, 1907, n° 5.

Böhm. — *Congrès allemand d'Orthopédie*, 1911.

Von Brun. — Coxa vara, in *Deutsche Chirurgie von Bruns* (Lieferung 66), 1910.

R. Bally. — Coxa vara tuberculosa, *Arch. f. klin. Chir.*, Bd. LXXXIII.

Curtillet et Bullinger. — Coxa vara consécutive à la réduction des luxations congénitales de la hanche, *Revue d'Orthopédie*, 1907.

Coville. — Décollement épiphysaire du col fémoral simulant une coxa vara, *Revue d'Orthopédie*, 1903.

Charpentier. — De l'incurvation du col fémoral, *Revue d'Orthopédie*, 1898; et Etude sur la coxa vara, *ibid.*, 1898.

Drehmann. — Die Coxa vara, in *Ergebnisse der Chirurgie und Orthopaedie*, Bd. II, 1911, p. 452.

— Ueber Gelecksentzündungen im Säuglingsalter und ihre ätiologische Beziehungen zu späteren Deformationen, *Z. f. orth. Ch.*, Bd XIII.

Delai. — *Archives provinciales de chirurgie*, 1908, p. 449 et p. 665.

Froelich. — De la coxa vara des adolescents, *Revue d'Orthopédie*, 1900.

— Contribution à l'étude de la coxa vara essentielle de croissance. Anatomie pathologique et traitement, *ibid.*, 1902.

— Beitrag zur Aetiologie der nicht symptomatischen Coxa vara, *Zeitschrift für orth. Chirurgie*, 1903.

— Traitement de la coxa vara, *Revue médicale de l'Est* et Société de médecine de Nancy, 1902.

— Die Entstehung und Bedeutung der nach der Reposition der congenitalen Hüftverrenkung beobachteten Coxa vara, *Zeit. f. orth. Ch.*, 1909.

Fabrikante. — Ueber coxa vara (en russe), 1897, reproduit in *Zentralblatt f. Chirurgie*, 1897; et *Revue de Chirurgie*, 1898, n°s 7 et 11.

Fittig Otto. — Die Epiphysenlösung und ihre Folgen, *Archives de Langenbeck*, vol. LXXXIX.

Freiberg. — Coxa vara adolescentium and osteo-arthritis deformas, *Am. Journal of Orth. Surg.*, 1905, p. 6.

Frangenheim. — Weitere Untersuchungen über die Pathologie der coxa vara adolescentium, *Beiträge zur klin. Chirurgie*, 1911, Bd. LXXII, p. 239.

Gangolphe. — Coxa flecta des adolescents et fracture spontanée juxta-épiphysaire du col du fémur, *Lyon Chirurgical*, 1er mai 1912.

Guermonprez. — Coxopathie par ostéite sèche douloureuse du col fémoral des jeunes campagnards (coxa vara), *Journal des sciences de Lille*, 1901.

Galeazi. — Die Operative Behandlung der Coxa vara, *Zeit. f. orth. Ch.*, Bd. XVIII, 1907.

Gaudier. — A propos d'un cas de coxa vara traumatique de l'enfance traité par l'ostéotomie cervicale et guérie, *Revue d'Orthopédie*, 1905.

Grahsey (Munich). — Beitrag zur Coxa vara, *Archiv f. klin. Chirurgie*, 1907, Bd LXXXI.

Hofmeister. — Coxa vara, Eine typische Form der Schenkelhalsverbiegung, *Beiträge zur klinischen Chirurgie*, 1894, Bd. XII, H. 1; et *Handbuch der orthopaedischen Chirurgie de Joachimsthal*, article Coxa vara, 1909.

R. HORAND. — Coxa vara double, genu valgum, d'origine tuberculeuse, *Revue d'Orthopédie*, 1908, p. 585.

HAGEN. — Ueber Pathogenese und Aetiologie der Coxa vara statica, *Beiträge z. klin. Chirurgie*, 1909, Bd. LXIV, p. 763.

HELBING. — Ueber Coxa vara, *Zeitschrift f. orth. Chirurgie*, 1906.

JOACHIMSTHAL. — Ueber Coxa vara traumatica infantium, *Archiv f. klin. Ch.*, 1899, Bd. LX.

— Die Aetiologie der Schenkelhalsverbiegungen, *Z. f. orth. Ch.*, Bd. XII.

— Angeborener Oberschenkeldefekt und Coxa vara, *Freie Vereinigung der Chirurgen Berlins*, 1903.

JABOULAY. — La coxa vara et les angles d'inclinaison et de déclinaison du col fémoral, *Lyon médical*, 1898, n° 13.

— La hanche bote et son ostéo-arthrite, *Gaz. hebdomadaire de Médecine et de Chirurgie*, 1899, n° 10.

KIRMISSON. — L'affaissement du col du fémur dans le rachitisme, *Revue d'Orthopédie*, 1894.

— Coxa vara congénitale, *ibid.*, 1897.

— Documents pour servir à l'étude de la coxa vara, *ibid.*, 1898.

KEMPF. — Principielles über Begriff, Aetiologie und Therapie der Coxa vara, *Archives de Langenbeck*, vol. LXXXV.

KOCHER. — Ueber Coxa vara eine Berufskrankheit der Wachstumsperiode, *Deutsche Zeitschrift für Chirurgie*, 1894, t. XXXVIII, H. 6, p. 507.

KEETLEY. — Coxa vara, *Lancet*, 1900, april 21.

KREDEL. — Coxa vara congenita, *Zentralblatt für Chirurgie*, 1899.

LORENZ. — Ueber den Abriss der Kopfkappe (epiphyseolysis capitis, coxa vara traumatica juvenum) seine Beziehung zur sogenannten Coxa vara statica seu idiopathica und rationnelle Therapie, *Congrès allemand d'Orthopédie*, 1909; et *Z. f. orth. Ch.*, Bd. XXV.

LAUENSTEIN. — Nachweis der Kocherschen Verbiegung des Schenkelhalses bei der Coxa vara durch Rœntgenstrahlen, *Zentralblatt f. Chirurgie*, 1900, n° 95.

LUDLOFF. — Die Diagnostik der Hüftaffektionen, *Jahreskurse f. ärtzliche Fortbildung*, München, 1910, Heft 9.

LE DAMANY. — *Traité de la luxation congénitale de la hanche*, Paris, Masson, 1911.

MAUCLAIRE. — Membres T. VII, *Traité de chirurgie opératoire* de Ledentu et Delbet, *Coxa vara rachitique*.

MANZ. — Die Ursachen der statischen Schenkelhalsverbiegungen, *Beiträge zur klin. Chirurgie*, 1900, Bd. XXVIII.

MANNINGER (Budapest). — Opération spéciale pour la coxa vara, *Congrès hongrois de chirurgie*, 1907; *Ref. in Zentralblatt f. Orthopedie*, 1907, p. 458.

MOREL. — *De la coxa vara suite de réduction de luxation congénitale*, thèse Lyon, 1907.

MULLER. — Ueber die Verbiegung des Schenkelhalses im Wachstumsalter. Ein neues Krankheitsbild, *Beiträge zur klinischen Chirurgie*, 1888, t. IV.

MABILLE. — *Traitement sanglant des fractures du col du fémur*, thèse Paris, 1912.

MAYDL. — Coxa vara und Arthritis deformans, *Wiener klin. Rundschau*, 1897, n°s 10 et 12.

MOUCHET et AUDION. — De la coxa vara congénitale, *Gazette hebdomadaire de Médecine et de Chirurgie*, 1899, n° 41.

MICHEL LOUIS. — *De la cora vara*, thèse de Nancy, 1901.

NOVÉ JOSSERAND. — Voir Yvernault et Morel.

NASSE. — Erfahrungen in der operativen Behandlung der Coxa vara, *Verhandlungen der deutschen Gesellschatft für Chirurgie*, 1897.

PICQUÉ. — La hanche bote ou coxa vara des adolescents, *Revue de Chirurgie* vol. XXII, n° 7.

POIFFAUT TH. — *Contribution à l'étude de la coxa vara*, thèse Paris, 1906.

PREISER. — Ueber Deformitäten nach Gelenksentzündung im Säuglingsalter, *Z. f. orthop. Ch.*, 1908, Bd. XXI, p. 197.

PELTESOHN. — Zur Aetiologie und Prognose der Coxa vara infantium, *Z. f. orthop. Chir.*, 1911, Bd. XXVIII, p. 483.

DE QUERVAIN. — De la coxa vara, *Semaine médicale*, 1898, n° 6.

QUESNOT. — *Coxa vara traumatique*, thèse Paris, 1903-1904.

REDARD. — De quelques complications tardives après la réduction non sanglante des luxations congénitales de la hanche, *Congrès français de Chirurgie*, 1908.

REINER. — Ueber die Beziehungen von kongenitalen Coxa vara und kongenitalen Femurdefekt, *Zeit. f. orth. Chir.*, Bd. XII.

SAVINI CASTANO. — Ueber Veränderungen der Beckenpfanne bei Coxa vara infantium in Roentgenbilder, *Z. f. orth. Ch.*, Bd. XXIII, 1909.

SPRENGEL. — Ueber die traumatische Lösung der Kopfepiphyse der Femur und ihr Verhältnis zur Coxa vara, *Archiv für klinische Chirurgie*, Bd. LVII, H. 4.

SCHLESINGER. — Zur Aetiologie und pathologischen Anatomie der Coxa vara, *Archives de Langenbeck*, vol. LXXV.

SPITZY. — *Handbuch der Kinderchirurgie*, 1910, Leipzig.

SCHULZ. — *Congrès allemand d'Orthopédie*, avril 1912.

SAVARIAUD. — Fracture du col méconnue ou coxa vara essentielle, *Presse médicale*, 20 décembre 1911.

— Coxa vara par fracture spontanée d'un col atteint d'ostéomyélite, *Société de Chirurgie*, 12 juin 1912; et thèse Sarrazin, 1910.

G. SCHMIDT. — Die Kontusionen der Knorpelfuge des Schenkelkopfes und ihre Folgezustände : coxa vara, coxitis deformans, *Mitteilungen aus dem Grenzgebiete der Med. und Chirurgie*, 1907, mai.

SCHANZ. — Anfangstadien der Coxa vara, *Z. f. orth. Ch.*, Bd. VIII.

— Die statische Belastungsdeformität des Schenkelhalses, *ibid.*, Bd. XII, 1903.

SCHWARTZ. — Présentation d'un malade atteint de coxa vara gauche, *Bulletin de la Société de Chirurgie*, 1903.

SCHWARZ et SIEGEL. — Contribution à l'étude de la coxa vara traumatique, *Revue d'Orthopédie*, 1906, p. 5.

SARRAZIN. — *Contribution à l'étude de la coxa vara des adolescents*, thèse Paris, 1910.

SUDECK. — Zur Anatomie und Aetiologie der Coxa vara adolescentium, *Archiv. f. kl. Chirurgie*, 1899, Bd. LIX.

VULPIUS. — *Aus der Orthopaedischen Praxis*, 1897.

WULLSTEIN. — Die Behandlung der tuberkülösen Spondylitis, *Zeit. f. orth. Chir.*, Bd. XII.

WOLLENBERG. — Arthritis deformans, *Z. f. orth. Ch.*, Bd. XXIV, 1909.

WALDENSTRÖM. — Der obere tuberculöse Collumherd, 1910, *Z. f. orth. Ch.*, Bd. XXIV.

R. WHITMANN. — Further observations on coxa vara with particular reference to its aetiology and treatment, *New-York médical Journal*, 1899.

— A new method of treatment for fracture of the neak of the femur, together with remarks on coxa vara, *Annals of Surgery*, novembre 1902.

YVERNAULT. — *De la coxa vara*, thèse de Lyon, 1903.

ZEHNDER. — Ueber Schenkelhalsverbiegung, *Zentralblatt für Chirurgie*, 1897, n° 9.

ZEZAS. — Die Coxa vara und ihre Beziehungen zu inneren Krankheiten (*Revue générale*), *Zentralblatt für die Grenzgebiete der Med. und Chirurg.*, 1904, Bd. VII.

COULOMMIERS
Imprimerie Paul BRODARD.

www.ingramcontent.com/pod-product-compliance
Ingram Content Group UK Ltd.
Pitfield, Milton Keynes, MK11 3LW, UK
UKHW020034100726
13658UKWH00003B/1319